国家科学技术学术著作出版基金资助出版

特应性皮炎

主编

陈达灿（广东省中医院）

薛长利（Charlie Changli Xue，澳大利亚皇家墨尔本理工大学）

副主编

刘俊峰（广东省中医院）

Meaghan Coyle（澳大利亚皇家墨尔本理工大学）

编委

广东省中医院（以姓氏笔画为序）

刘少南

李红毅

莫秀梅

郭新峰

澳大利亚皇家墨尔本理工大学

张林（Anthony Lin Zhang）

临床专家指导小组

李邻峰（首都医科大学附属北京友谊医院）

杨柳（南方医科大学）

Noel Cranswick（澳大利亚墨尔本皇家儿童医院）

Florian Pfab（德国慕尼黑工业大学）

人民卫生出版社

·北京·

图书在版编目（CIP）数据

特应性皮炎 / 陈达灿，薛长利主编 . —北京：人民卫生出版社，2023.4

（中医药临床循证丛书）

ISBN 978-7-117-34553-8

Ⅰ. ①特… Ⅱ. ①陈…②薛… Ⅲ. ①特应性皮炎 — 中医疗法 Ⅳ. ①R275.982.9

中国国家版本馆 CIP 数据核字（2023）第 038493 号

| 人卫智网 | www.ipmph.com | 医学教育、学术、考试、健康，购书智慧智能综合服务平台 |
| 人卫官网 | www.pmph.com | 人卫官方资讯发布平台 |

中医药临床循证丛书

特应性皮炎

Zhongyiyao Linchuang Xunzheng Congshu

Teyingxing Piyan

主　　编：陈达灿　薛长利

出版发行：人民卫生出版社（中继线 010-59780011）

地　　址：北京市朝阳区潘家园南里 19 号

邮　　编：100021

E - mail：pmph @ pmph.com

购书热线：010-59787592　010-59787584　010-65264830

印　　刷：北京汇林印务有限公司

经　　销：新华书店

开　　本：710×1000　1/16　印张：12.5

字　　数：191 千字

版　　次：2023 年 4 月第 1 版

印　　次：2023 年 5 月第 1 次印刷

标准书号：ISBN 978-7-117-34553-8

定　　价：49.00 元

打击盗版举报电话：010-59787491　E-mail：WQ @ pmph.com

质量问题联系电话：010-59787234　E-mail：zhiliang @ pmph.com

数字融合服务电话：4001118166　E-mail：zengzhi @ pmph.com

《中医药临床循证丛书》编委会

总策划

吕玉波（广东省中医院）

陈达灿（广东省中医院）

Peter J Coloe（澳大利亚皇家墨尔本理工大学）

总主编

卢传坚（广东省中医院）

薛长利（Charlie Changli Xue，澳大利亚皇家墨尔本理工大学）

副总主编

郭新峰（广东省中医院）

温泽淮（广东省中医院）

张　林（Anthony Lin Zhang，澳大利亚皇家墨尔本理工大学）

Brian H May（澳大利亚皇家墨尔本理工大学）

顾问委员会

陈可冀（中国中医科学院）

吕爱平（香港浸会大学）

Caroline Smith（澳大利亚西悉尼大学）

David F Story（澳大利亚皇家墨尔本理工大学）

方法学专家组

卞兆祥（香港浸会大学）

George Lewith（英国南安普顿大学）

刘建平（北京中医药大学）

Frank Thien（澳大利亚莫纳什大学）

王家良（四川大学）

免 责 声 明

本专著致力于对古今最佳中医证据进行系统评价。我们将尽最大努力以确保本书数据的准确性和完整性。该书主要针对临床医生、研究人员和教育工作者。循证医学主要包括现有的最佳证据,医生的临床经验和判断以及病人的愿望这三方面。需要注意的是,本书提及的所有中医疗法并非被所有国家接受。同时,本书谈到的一些中药可能因为其存在毒性,或是濒危野生动植物种国际贸易公约严禁捕猎和采摘的动植物,现已不再使用,临床医生、研究者和教育工作者应遵循相关规定。患者参考本专著可向已获得中医执业资格证书的医生寻求更专业的意见和建议。

总主编简介
卢传坚教授,博士

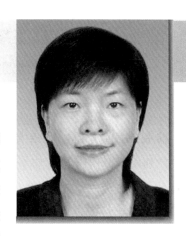

卢传坚,女,广东省潮州市人,医学博士,广州中医药大学教授、博士生导师,澳大利亚皇家墨尔本理工大学荣誉教授和博士生导师。首批全国老中医药专家学术经验继承人,广东省"千百十工程"国家级人才培养对象。现任广东省中医院、广东省中医药科学院、广州中医药大学第二临床医学院副院长。兼任中华中医药学会免疫学分会主任委员,世界中医药学会联合会中医药免疫专业委员会副会长,中国医药生物技术协会生物样本库分会中医药学组组长,广东省中医标准化技术委员会、广东省中医药学会中医药标准化专业委员会、广东省中西医结合学会中西医结合标准化专业委员会主任委员等职务。

主持并完成国家中医药行业重大专项、国家"十一五"科技支撑计划等国家级和省部级课题近20项。目前主持国家"十二五"科技支撑计划、国家自然科学基金、广东省自然科学基金团队项目等;主编出版《常见皮肤病性病现代治疗学》《皮肤病治疗调养全书》《中西医结合老年皮肤病学》、*The Clinical Practice of Chinese Medicine:Urticaria*、*The Clinical Practice of Chinese Medicine:Eczema & Atopic*、*The Clinical Practice of Chinese Medicine:Psoriasis & Cutaneous Pruritus*、*Evidence-based Clinical Chinese Medicine:Psoriasis vulgaris*、《当代名老中医养生宝鉴》《慢性病养生指导》《中医药标准化概论》等专著16部;以第一作者及通信作者发表相关学术论文120余篇,其中SCI收录40多篇;获得国家发明专利授权和软件著作权共4项,获省部级教学、科研成果奖共11项;曾荣获"全国优秀科技工作者""全国首届杰出女中医师""第二届全国百名杰出青年中医""中国女医师协会五洲女子科技奖临床医学科研创新奖""南粤巾帼创新十杰""广东省'三八'红旗手标兵"等称号。

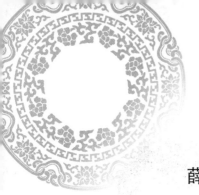

总主编简介
薛长利教授,博士

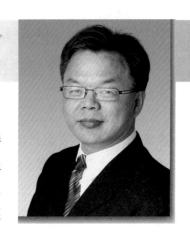

薛长利,澳大利亚籍华人,1987 年毕业于广州中医学院。2000 年于澳大利亚皇家墨尔本理工大学(RMIT)获得博士学位。作为学者、研究员、政策管理者及执业中医师,薛教授有将近 30 年的工作经验。薛教授在中医药循证医学教育、中医药发展、临床研究、管理体系、政策制定及为社区提供高质量的临床服务中,起到了十分重要的作用。薛教授是国际公认的中医药循证医学和中西医结合医学的专家。

2011 年,薛教授被澳大利亚卫生部长委员会任命为澳大利亚中医管理局首任局长(2014 年连任)。2007 年,薛教授开始担任位于日内瓦的世界卫生组织总部传统医学顾问委员会委员。此外,2010 年 8 月至今薛教授还被聘为广东省中医药科学院(广东省中医院)的名誉高级首席研究员。

薛教授现任澳大利亚皇家墨尔本理工大学教授,健康及生物医学院执行院长。他同时也是中澳国际中医药研究中心联合主任及世界卫生组织传统医学合作中心主任。1995 年至 2010 年,薛长利担任皇家墨尔本理工大学中医系主任,开设了 5 年制中医和健康科学双本科和 3 年制硕士学位课程。现在该中医系的中医教学及科研发展已经处于全球领先地位。

薛教授的科研经费已超过 2 300 万澳大利亚元。这包括 6 项澳大利亚国家健康与医学研究委员会项目(NHMRC)和 2 项澳大利亚研究理事会项目(ARC)。薛教授发表高质量的科研文章 200 多篇,并经常应邀到众多国内外会议做主题演讲。薛教授在辅助医学的教育、科研、管理和实践方面已接受超过 300 家媒体的采访。

致　谢

非常感谢协助现代文献电子数据库检索、筛选和数据录入的王海燕、丁木云、林银哲、李伟强同学；感谢陈婧在文献评价中给予的帮助；感谢为翻译工作做出贡献的晏烽根、叶思祺、澳大利亚皇家墨尔本理工大学的 Jhodie Duncan 博士以及全体工作人员。

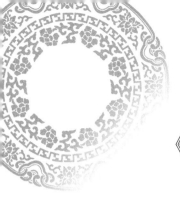

《中医药临床循证丛书》
总　　序

中医药学是个伟大的宝库,也是打开中华文明宝库的钥匙。在现代医学日新月异发展的进程中,中医药学仍然充满活力,造福人类健康。根源于朴素唯物辩证论等中国古代哲学思想形成的中医药理论体系,本着"有诸内者,必形诸外"的原则,历经几千年诊疗实践的积累和总结,中医药学理论日臻完善,为中华民族几千年的繁衍生息做出了卓越贡献。在科学技术发展日新月异的当今,中医药国际化热潮方兴未艾,其疗效和价值正为世界越来越多的人所认识,中医药的国际化、现代化面临前所未有的机遇和挑战。

循证医学植根于现代临床流行病学,并借助近代信息科学的春风"一夜绿江南"。循证医学理念的提出已经在欧美等发达国家引起医学实践模式及观念的巨大变革:它使人们认识到,一些理论上应当有效,但实际上无效或弊大于利的治疗措施可能被长期、广泛地应用于临床,而一些似乎无效的治疗方法经大样本多中心随机对照试验(RCT)或 RCT 的系统评价后被证实为真正有效或利大于弊;这对医疗实践、卫生政策、健康普及宣教以及医学科研教育等产生了越来越大的影响。中医药理论体系的确立是立足于临床实践经验积累的基础上,中医药的临床与基础研究是基于临床疗效的基础上,这与当今循证医学理念有异曲同工之妙。循证医学强调基于最严谨的科学证据,将个人临床经验与客观研究结论相结合,指导医疗决策,开展临证实践,其理念的引入,是中医药学发展的新契机! 我们相信,循证医学广泛应用于中医药临床实践与科学研究,会大力推动中医药走向世界。

循证医学核心的"三驾马车"还包括临床医生的经验和技能,以及对患者价值观和意愿的尊重;同时其证据系统不仅重视双盲 RCT,还包括观察性研究以及专家经验等多种类型的证据。临床医生进行循证诊疗时需要根据其可获得的"当前、最佳"证据进行整体把握,这对中医药学开展的现代临床研究尤其显得珍贵。中医药界对中医是否需要、如何进行循证医学研究有过激烈的争论。我们以为：循证医学对中医药是"危"亦是"机"，是中医药传承与发扬、现代化、国际化的必由之路；因为任何一门学科都需要与时俱进、不断扬弃才能自我更新、不断发展。古老的中医药学需要借助循证医学等现代研究方法学进行提高、助其去粗存精、去伪存真，我们也深信只有经过循证医学的洗礼，她才能获得凤凰涅槃式的重生与发展。

广东省中医院和澳大利亚皇家墨尔本理工大学合作，在中医药循证医学领域甘当排头兵，积极探索中医药整体证据的搜集、提炼、整理、评价方法，选择对人类健康影响重大且中医药治疗特色优势显著的 29 个疾病病种（首批），经过研究编撰形成中医药临床循证系列丛书，对于推动中医药循证进程将发挥重要作用。

本套丛书有三大特色，一是科学运用了整体证据的方法。中医药因为其自身的特色和发展阶段，现阶段高质量临床试验为数尚少，当前指导中医师实践的大多数信息是由古代名医专著、编撰教科书、撰写学术杂志报告的专家组意见，故此类证据的系统梳理与评价很关键，本书的"整体证据"包括了此类证据，以及临床试验和实验研究的证据。这种"整体证据"的方法，综合各种类型和级别的证据，能够综合所有来源的可获得证据，权衡不同疗法的潜在风险与获益，以达到"最佳可获得的证据"，并将其提供给临床医生和医学教学人员，指引他们的诊疗行为，使全球患者获益。

丛书的另一显著特色是系统检索了古籍文献某病种的治疗措施，即古代治疗经验，并与现代的病种概念相印证，评价内容包括其使用历史、普及性及当前临床实践的相关性。这将为主要治疗措施的使用提供全面的文献材料，用于评价某种干预措施可能的长期安全性、治疗获益，并可为临床及实验研究提供方向。

丛书的第三个显著特色是同时提供中英文两种版本，故能使更多的患者、中医执业者、临床医生、研究者和教学人员获益。

虽然目前中医药高质量的临床研究证据尚为数不多，仅靠阅读、参考本套丛书仍然难以体现循证实践的全部内容，但我们坚信，将所有证据系统总结、严格评价、定时更新的方法是循证中医药学迈出的坚实步伐。本书的策划者、总主编独具慧眼,希冀能借助循证医学之东风,助推中医药学完成系统整理、去芜存菁、传承更新之壮举。余深以为然,故乐为之序。

中国科学院院士

中国老年学学会名誉会长　　陈可冀

中国中西医结合学会名誉会长

2016 年 6 月

前　言

20 世纪后期,越来越多的国家开始接受和使用中医(包括针灸和中药)。同时,循证医学的发展和传播为中医的发展提供了机遇和挑战。

中医的发展机遇体现在循证医学的三个重要组成部分:现有的最佳证据,医生的临床经验和判断以及病人的愿望。以病人为本的思想反映了古今中医治病救人的本质。然而,中医的发展也存在不少挑战,尽管中医治病已有两千多年的悠久历史,但目前仍缺乏高质量的临床研究证据支持。

为了解决这一问题,我们需要从现有的临床证据中寻找高质量的临床证据,同时有效地利用这些证据评估中医治病的有效性和科学性,从而推动中医循证实践的发展。

随着中医循证实践的发展,我们需要一些专著,它们可以通过现有的最佳证据对中医治疗临床常见病进行系统和多维的评估从而指导临床实践和教学。现代中医立足于古籍和古代名医专著以及国医大师的临床经验,同时在临床和实验研究中不断摸索、开拓与创新,从而验证和完善祖国医学的精粹宝库。

中医治病强调"整体观",我们通过对这些"整体证据"中的各类型证据进行综合分析和评估,为医生的临床决策提供可靠依据。

本书的"整体证据"包括两个重要组成部分。第一部分是现代教科书和临床指南专家共识制定的疾病诊断、鉴别和治疗意见,从宏观的角度认识和了解该病的现状。第二部分是古代证据的检索、整理、评价和推荐。我们根据该疾病的相关中医病名或症状体征在逾千本中医古籍中进行了检索,检索结果提供了古代该疾病的病因、病机和治疗等信息,并揭示了古代和现代对疾病认识和医疗实践之间的连续性和不连续性,可为未来的研究提供方向和依据。

本书的核心内容是对现代中医临床研究证据质量的评估。我们使用 Cochrane 协作网制定的方法对现有的中医研究进行系统评价,例如对随机对照试验(RCT)的研究结果进行 meta 分析。同时,通过对研究中出现的中药、方剂和针灸穴位及疗法进行统计分析,我们发现了中医疗法与现代临床之间的联系,例如哪些疗法在治疗某类疾病时与单用西药比较疗效较好。除随机对照试验外,我们还对非随机对照试验和无对照研究进行了统计分析,这在一定程度上扩大了中医研究证据集。同时,我们对使用频次最高中药的临床前实验研究进行了文献整理,以探讨其在疾病治疗中的作用机制。

这种"整体证据"的研究方式将古籍、临床研究、实验研究和临床实践巧妙地联系在一起,为读者提供了中药、针灸、太极拳等中医疗法的疗效和安全性证据。

本系列专著计划中英双语发行,这将为世界各地的临床医生、研究人员和教育工作者提供现有的最佳证据以指导他们的临床决策。希望专著的出版能为全世界中医循证实践的发展做出自己的贡献。

丛书总主编:卢传坚教授
中国,广东省中医院
薛长利(Charlie Changli Xue)教授
澳大利亚,皇家墨尔本理工大学
2017 年 11 月

如何使用本书

目的

该书主要针对临床医生、研究人员和教育工作者。本书通过系统和多维度的整理、评价现有中医治疗各类常见疾病的最佳证据，以指导高等医学教育和临床实践。

相关概念的"定义"

本书最后呈现的术语表归纳总结了本书中多次出现的术语和概念，如统计检验、方法学、评价工具和干预措施等。例如，中西医结合是指中医与西医联合治疗，而联合疗法是指两种或者两种以上的不同中医疗法（如中药、针灸或其他中医疗法）联合使用。

数据分析和结果的解释

我们使用了大量的统计分析方法合并现有的临床研究证据。在一般情况下，二分类数据的效应量以相对危险度（RR）和95% 置信区间（CI）形式报告；连续型数据则以均数差（MD）和95% CI 形式报告。* 表示有统计学意义。读者应该注意到统计学意义与临床意义不能对等。结果的解释应考虑到临床意义、研究质量（高风险、低风险或偏倚风险不明确）和研究的异质性。异质性检验的统计量 I^2 大于 50% 被认为各研究间存在较大异质性。

证据的使用

本书使用国际认可的证据质量评价与推荐体系 GRADE 来总结使用了合理对照（安慰剂及指南认可治疗）以及关键和重要结局（根据 GRADE 标准，

结局重要性评价在 4 分及以上)的临床研究证据的质量和推荐强度。由于中医临床实践的复杂性及各国家地区卫生法规、中医药接受程度的不同,本书仅给出了证据质量评价的汇总表,未包含推荐意见。请读者参照当地医疗环境合理解读和使用证据。

局限性

读者应该注意一些关于古代文献和临床证据的方法学局限性。

- 用于检索中华医典数据库的检索词可能尚不全面,这可能对结果有一定影响。
- 对古籍条文的理解可能不同。
- 古籍中的某些内容现代已不再适用。
- 古籍描述的一些症状可能在多种疾病中出现,虽然我们的临床专业人员对这些症状与研究疾病的相似性进行了分析,但可能存在主观判断偏差导致的偏倚。
- 绝大多数的中医药临床证据来自中国,其研究结果在其他国家和人群的适用性需要进一步评估。
- 多数研究纳入的受试者疾病严重程度、病程、疗程等疗效影响因素不同,我们尽可能地进行了亚组分析;当无法进行亚组分析时,读者应注意 meta 分析结果的适用性。
- 多数纳入研究均存在偏倚风险等方法学局限性,读者应对基于极低至中等质量证据 GRADE 评价得出的结论进行谨慎解释。
- 本书对九个中、英文数据库和相关临床试验注册平台进行了全面检索,但仍然可能有少量文献未被检出,这可能对结果有一定影响。
- 方剂频次的分析仅基于方剂名,可能存在不同研究使用的方剂名称不同但其组成相同或相似。由于方剂的复杂性,方剂之间的相似性判断尚难以实现。因此第五章报道方剂使用频次可能被低估。
- 第六章对常用高频中药进行了描述,这为中药研究的进一步探索提供了线索。但该总结是基于发表文献所用方剂所含中药使用的频次,未考虑每个研究 / 方剂的疗效大小、实际临床使用频次和单味中药在方剂中发挥的作用。

目　录

第一章　特应性皮炎的现代医学认识概述

导语：特应性皮炎是一种常发生于婴儿、儿童及成人期的慢性皮肤病。临床表现为湿疹样皮炎伴有剧烈瘙痒，皮损的表现及好发部位可随年龄段的不同而不同。特应性皮炎严重影响着患者的生活质量，临床需要根据病情的严重程度选择治疗方案，治疗方法包括从皮肤的护理到系统的免疫抑制剂等。健康宣教对于改善患者症状、减少复发、改善生活质量非常重要。

一、疾病定义

特应性皮炎（atopic dermatitis，AD）是一种慢性炎症性皮肤病，通常从婴儿、儿童期发病，可迁延至成人期。以湿疹样皮炎伴剧烈瘙痒、反复发作为临床特点，临床上可分为急性加重期和慢性缓解期。

"湿疹"是一个常用来描述炎症性皮肤疾病总称的术语，最常见的疾病就是特应性皮炎，其他类型的湿疹还包括脂溢性皮炎和接触性皮炎。"特应性"指的是有发展成过敏性疾病的遗传倾向，并对常见过敏原的免疫应答处于高敏状态。特应性皮炎与特应性湿疹为同义词。

二、临床表现

特应性皮炎的特征性表现包括红斑、丘疹／水肿、渗出／结痂、表皮剥脱／抓痕、肥厚／苔藓样变、皮肤干燥（干皮症）。在急性期，可表现为红斑、丘疹、抓痕、渗出、结痂或脱屑。慢性期病变常表现为浸润性红斑、苔藓样变、痒疹、痂皮和脱屑。苔藓样变是反复搔抓和摩擦引起的，而皮肤干燥可以表现在无炎症的正常皮肤上。瘙痒可以全天持续存在,往往夜晚加重。整个疾病过程中,特应性皮炎的皮损往往趋向于在相同的区域反复发作。特应性皮炎病情缓解,皮损改善后,局部的分子和/或细胞的异常改变仍持续存在,因此该区域皮疹容易复发。

特应性皮炎的临床表现会随患者年龄和疾病阶段(急性期或慢性期)的变化有所不同。婴儿可表现为头部的皮炎(摇篮帽)或泛发全身,但通常腹股沟/尿布区域不受累。婴儿和儿童阶段皮损可发生于头、颈部和四肢伸侧。儿童、青少年和成人通常会在肘窝、腘窝等屈侧发生皮炎。青少年和成人期的皮炎可以发生在手部,成人的肩部和手臂常表现为瘙痒性丘疹和结节(Besnier 痒疹)。

不同的年龄段,皮损受累部位不同。韩国一项调查纳入了 5 000 例患者,其中大部分是成年人,89% 的患者皮损分布具有典型特征,在婴儿和成人中,头颈部是最主要的发病区域,而 2~12 岁的儿童患者中,上肢是最主要的受累部位;所有患者中皮疹泛发全身者占 46%,发于头颈部(35%)、上肢(33%)、下肢(25%)和躯干(16%);所有患者均报告有瘙痒的症状。新加坡的一个社区调查研究中发现,屈侧皮肤受累更为常见(肘窝 51.7%,腘窝 41.6%)。

根据特应性皮炎伴发变态反应证据的有无,将特应性皮炎分为外源性和内源性两种类型。外源性特应性皮炎患者血清免疫球蛋白 E(IgE)升高,并有特应性疾病的病史;内源性特应性皮炎患者表现为无血清 IgE 升高及特应性疾病的病史。伴血清 IgE 升高的外源性特应性皮炎较内源性特应性皮炎更常见。

三、流行病学

多年来由于特应性皮炎的命名和诊断标准的多样化,特应性皮炎患病率和发病率的调查研究变得非常复杂。国际儿童哮喘和变态反应性疾病研究协作组(ISAAC)采用标准化方法对 56 个国家或地区特应性疾病(包括特应性皮炎)的流行病学进行调查研究。第一阶段调查了 256 000 余名儿童,发现患病率在欧洲北部和澳大利亚较高,而在东欧、中欧和亚洲的患病率较低,6~7岁和13~14岁间儿童特应性皮炎的患病率为5%~20%。

在ISAAC第三阶段研究中,调查了60个国家或地区100万余儿童,6~7岁儿童中患病率最低为0.9%(印度),最高为22.5%(厄瓜多尔);13~14岁儿童中,患病率最低为0.2%(中国西藏),最高为24.6%(哥伦比亚巴兰基亚)。特应性皮炎的患病率男性低于女生。ISAAC第三阶段与第一阶段研究结果变化较小,其中6~7岁年龄段儿童患病率升高,13~14岁儿童患病率在发达国家降低,而在发展中国家升高。澳大利亚墨尔本6~7岁儿童的患病率在ISAAC第一阶段研究中为11.1%,而在第三阶段调查研究中上升至17.1%。在中国,13~14岁儿童患病率在两个调查阶段中变化较小,其中第一阶段为1.2%,在第三阶段中为1.4%。

有研究调查了中国人群特应性皮炎的患病率。一项在皮肤科门诊进行的横断面调查研究中显示患病率为7.8%,其中成人患病率较低(4.6%)。地理位置也是一个影响因素,研究发现在中国北纬25~30度地区患病率要比其他纬度地区高。另外一项调查研究显示,根据皮肤科医生的临床诊断,1~7岁儿童的时点患病率为12.94%,而采用英国特应性皮炎诊断标准进行调查,患病率较低(4.76%)。

来自美国2003年全国儿童健康调查研究发现,10.7%的儿童在过去1年内被诊断过特应性皮炎,一些州和地区患病率波动在8.7%~18.1%,其中在城市、黑色人种和受过高等教育的家庭中患病率较高。

四、疾病负担

特应性皮炎给患者带来了严重的身体、心理和经济负担。2010全球疾病负担研究报告中纳入的所有皮肤病中,特应性皮炎的伤残调整生命年的数目是最高的。特应性皮炎患者的生活质量会随着病情的加重而降低;即使症状轻微,也可给患者带来明显的心理困扰。

首先,特应性皮炎的症状对患者的影响很大。一项临床研究纳入了380例患者并采用了系统性治疗,但是超过50%的患者试验中仍有频繁的瘙痒和睡眠障碍。此外,还包括治疗花费带来的经济负担,对患者社会活动的影响,如运动,而且湿疹的表现让他们感到很尴尬。

特应性皮炎还会对患者心理健康产生影响。父母反映他们的孩子常有情绪问题,包括哭泣、烦躁不安、行为异常及与治疗相关的问题。美国一项对18岁以上的人群进行的国民健康调查发现,成年特应性皮炎患者(n=428)伴有神经精神疾病如焦虑症、抑郁症的比例较非特应性皮炎(n=74 572)人群明显高。以上研究表明在特应性皮炎的管理过程中,还要注意患者心理健康问题的管理。

特应性皮炎也会影响父母、看护者或者全体家庭成员。Chernyshov描述了随着患有特应性皮炎的孩子的成长,伴随的影响是如何变化的。如3岁以下特应性皮炎儿童患者的父母因长期照顾患儿会产生疲惫不堪感和忧虑感,父母的这种状态会影响并加重患者的症状和心理问题;年龄在3~10岁之间的儿童患者会受到欺负、戏弄或排斥;年龄较大的儿童会有自责、自卑感。一项定性研究发现如果家庭中有一个特应性皮炎儿童患者,对清洁和购物等均有额外的需求,父母的身体负担也会相应增加。儿童的睡眠障碍也影响父母的睡眠,睡眠不足使得患儿父母白天感到疲倦,进而影响或限制了他们的社会活动。以上这些影响常使得父母感到筋疲力尽、焦虑、内疚、怨恨、沮丧和无助。

经济负担包括直接成本和间接成本。直接成本包括医疗费用、药物/非处方治疗、饮食和服装的要求等;间接成本包括疼痛、痛苦和旷课/旷工等。2015年美国特应性皮炎的年度治疗费用保守估计为52.97亿美元,而实际的花费会更高,因为患病率随时间逐渐增加。在美国,特应性皮炎患者卫生服务利用的费用是非特应性皮炎患者的两倍。卫生服务利用中自费的医疗费用为每人每年489美元。美国特应性皮炎患者的住院费用为1.278亿美元,成人较儿童费用高(分别830万美元和330万美元)。在澳大利亚每人每年平均自费支出为425澳元。特应性皮炎的间接成本实质上远超过直接成本。Silverberg调查研究发现,2.3%的人因特应性皮炎缺席工作达3天或3天以上,从而造成了间接费用的支出。此外,特应性皮炎也可能影响职业生涯。

特应性皮炎给个人、家庭、社会造成了沉重的负担,应当将"完善更为有效的管理策略"提到特应性皮炎防治工作的重点上来。

五、危险因素

过敏性疾病的家族史是一个重要的危险因素,如聚丝蛋白(FLG)基因突变。FLG 降解后的成分之一是天然保湿因子,其有助于维持皮肤屏障功能。一项儿童特应性皮炎的流行病学回顾研究发现 AD 症状与纬度呈正相关,与户外年平均温度呈负相关。评估中发现的其他危险因素包括"西方"饮食、肥胖、低水平的体力活动、肠道菌群多样性的减少,以及之前使用广谱抗生素。中国儿童已知的危险因素包括被动吸烟、早产和挑食。Kantor 和 Silverberg 在评估中明确环境风险因素包括出生前暴露于压力、抗生素和酒精等。美国皮肤病学会 2014 年指南中指出其他潜在风险因素包括黑人种族、父母接受的高等教育水平以及居住在城市地区。

Flohr 和 Mann 在综述中提到了保护因素,并支持"卫生假说"。这些因素包括怀孕期间母体暴露于蠕虫(如钩虫和蛔虫)感染;此外,怀孕期间母亲与农场动物接触以及生命早期暴露于狗也可能是特应性皮炎的保护因素,其可能的原因与内毒素(革兰氏阴性菌细胞壁的脂多糖)诱导 IL-10、INF-γ 的产生有关,这一保护作用有待于进一步验证。Kantor 等人强调了其他保护因素包括早期护理,未经巴氏杀菌的牛奶,ω-3 长链脂肪酸和益生菌的摄入。生活在农村和年龄偏大是中国儿童的保护因素。

已经鉴定了几种可能加重特应性皮炎的因素,这些因素包括暴露于刺激物,致痒物质,空气污染或抽烟烟雾,热天气 / 干燥天气 / 季节变化,暴露于灰尘环境,缺乏体育锻炼和压力。

六、发病机制

特应性皮炎是由遗传因素、环境因素、免疫功能失调、皮肤屏障缺陷及皮肤感染增加等多因素引起的疾病。每个因素的相对作用尚未完全清楚。

特应性皮炎发生最重要的遗传因素之一是丝聚蛋白（FLG）基因突变导致的功能缺失，FLG 参与角质形成细胞发育，有助于角质层角质细胞（SC）的形成，并聚集角蛋白的细胞骨架。FLG 的降解产物有助于天然保湿因子的形成和维持皮肤 pH 值，从而保持皮肤屏障的完整性。FLG 基因突变导致的功能丧失会使皮肤 pH 值升高，损伤皮肤完整性和降低水合作用。此外，Mao 等强调丝氨酸肽酶抑制剂 Kazal5 型（SPINK5）基因突变在遗传因素中的重要性。

基因与环境之间的相互作用也被认为是特应性疾病发生的原因，特别是在出生后早期。早期暴露于猫（不包括狗）使 FLG 功能缺失的儿童发生特应性皮炎的风险增加，但由于这项研究中的儿童未发展出现猫特异性 IgE 抗体，因此，认为其中的作用机制与过敏无关。父母具有特应性疾病史的韩国儿童在出生后 1 年内迁入新建的房屋中，其发生特应性皮炎的风险明显增加。相反，来自丹麦的双胞胎人群研究发现，早期生活中的风险因素并不能改变遗传对特应性皮炎发展的影响。

"内 - 外假说"中强调特应性皮炎的发病是由细胞因子驱动的，从而导致了表皮增生。特应性皮炎的免疫应答呈现出两个不同的阶段：初始和急性阶段，其主要特征是 2 型辅助性 T 淋巴细胞（Th2）应答，其中白细胞介素（IL）-4、IL-5、IL-13、胸腺基质淋巴细胞生成素（TSLP）和嗜酸性粒细胞的水平增加。这些变化在皮损和非皮损中都可观察到。受损的角质形成细胞通过 TSLP 引发炎症。TSLP 与 IL-25、IL-33 一起参与激活特应性皮炎急性和慢性阶段中的 Th2 应答。Th2 细胞产生的细胞因子 IL-4 和 IL-13 被认为能够促进 IgE 和特应性的产生，并抑制抗微生物肽（AMP）的产生。细胞因子 IL-4 和 IL-13 有助于炎症的发生，而 IL-31 抑制表皮分化并诱导瘙痒。

在慢性期，高水平的干扰素（IFN）-γ、IL-5、IL-12 和粒细胞 - 巨噬细胞集落刺激因子（GM-CSF）的表达表明 Th1 免疫应答占优势，Th1 细胞分泌 IFN-γ 以杀死细胞内病原体，同时抑制 Th2 介导的免疫反应。IL-5 和 IL-12 促进嗜酸性粒细胞和巨噬细胞的发展，并促进 Th1 炎症。在急性皮损中未检测到 Th1 细胞因子的表达，而 Th22 和 Th17 也与特应性皮炎的慢性期相关。Th22

细胞的 IL-22 细胞因子已显示出下调皮肤屏障功能。TSLP、IL-4 和低水平的 IL-13、IL-17、IL-22、IL-31 也可诱导丝聚蛋白功能的降低。TH17 分泌促炎性细胞因子 IL-17,其可以介导炎症和自身免疫反应。

调节性 T 细胞(Treg)通过抑制免疫反应和促进免疫平衡来控制过敏反应。研究表明,在生命早期升高的 Treg 可能起到防止过敏反应发生的作用。使用生物标记叉头翼状螺旋转录因子(Foxp3)检测了婴儿出生后一年内 Treg 在过敏中的作用,结果表明出生时脐血中 Treg 数量较少的婴儿在出生后的第一年发生特应性皮炎的风险明显增加。遗传和环境因素被认为可影响 Treg 在子宫内的表达。与低水平总 IgE 患者比较,发现另一种 Treg 生物标志物 CD25^{hi} T 细胞的含量在高水平总 IgE 特应性皮炎患者中更高。在同一研究中显示 3 名重度 AD 患者的皮肤状况得到改善后,其 CD25^{hi} T 细胞水平降低,表明 Treg 参与特应性皮炎的发病。

皮肤屏障功能障碍也在特应性皮炎的发展中具有重要作用,这就是所谓的"外 - 内假说"。皮肤外层的角质层(SC)由蛋白质,如丝聚蛋白(FLG)、兜甲蛋白(loricrin)和内披蛋白(involucrin),以及由长链神经酰胺、胆固醇和游离脂肪酸构成的脂质层组成。SC 保护身体免受过敏原、微生物感染、刺激物和外界物理的变化,并防止水分通过皮肤丢失(经表皮水分流失,TEWL)。SC 由无核化的角质细胞组成,其可分泌 FLG,FLG 分解产生的氨基酸能够促进天然保湿因子和神经酰胺等脂质的形成,从而有助于维持皮肤结构和保水能力。

特应性皮炎患者脂质层发生改变,其中神经酰胺水平降低,短链脂肪酸水平升高,以上脂质构成的异常与特应性皮炎的严重程度相关,而与 FLG 基因是否突变无关。此外,在特应性皮炎患者的未受累(非皮损)皮肤中发现短链脂肪酸水平升高,表明皮肤屏障的改变可以发生在皮损部位,也可发生在非皮损部位。

研究发现角质形成细胞在皮肤基底层发挥了几个关键作用。角质形成细胞产生 AMP,其可清除病原体并且作为天然免疫的一部分保护表皮层。AMP 能与病原体的细胞壁结合,促进细胞溶解,并产生细胞因子和趋化因子,募集嗜中性粒细胞、单核细胞、肥大细胞和 T 细胞。皮肤中 AMP 的主要类型

是抗菌肽和人 β- 防御素 2 和 3,研究发现以上成分在特应性皮炎皮肤中分泌减少,因此患者容易发生细菌和病毒感染。AMP 的减少可能不是表皮细胞缺陷造成的,而是由浸润细胞产生的细胞因子介导的。此外,FLG 缺乏可能损害 AMP 的功能。

在特应性皮炎的人群中,皮损和非皮损存在金黄色葡萄球菌的定植很常见,这与皮肤屏障功能受损以及免疫失衡有关。金黄色葡萄球菌可通过蛋白酶,激活嗜酸性粒细胞和嗜碱性粒细胞,并诱导毒素特异性 IgE 分泌,从而降低皮肤屏障的完整性,进一步加重皮损。此外,研究发现定植在特应性皮炎患者皮肤的其他微生物群还包括马拉色菌和白念珠菌。其他加重症状的诱因包括环境因素,如尘螨和肥皂,机械刺激和搔抓。

七、诊断

特应性皮炎是基于临床表现、患者过敏史或家族族史来进行诊断的。目前已经制定了一些标准来帮助诊断,但没有"金标准",其中最常用是 Hanifin 和 Rajka 标准以及英国工作组制定的标准。Hanifin 和 Rajka 标准包含 4 个主要特征和 23 个次要特征,当患者符合主要特征中 3 项或以上加次要特征中任何 3 项或 3 项以上即可诊断特应性皮炎。其中主要特征包括瘙痒、典型的皮损和分布、慢性或慢性复发性皮炎和个人或家庭异常过敏史。次要特征包括干燥症、早年发病、血清 IgE 升高等。英国工作组修订了 Hanifin 和 Rajka 标准用于诊断特应性皮炎,其中一个必要条件是皮肤瘙痒(或家长叙述患儿有抓痕、摩擦皮肤病史),以及 3 个或 3 个以上的辅助条件,辅助条件包括屈侧皮炎湿疹史、哮喘或过敏性鼻炎史、全身皮肤干燥史、可见的屈侧皮炎、2 岁前发病(适用于 4 岁以上患者)。

美国皮肤病学会(AAD)和日本变态反应学会的指南不再将早期发病作为诊断的基本条件。AAD 提出的必备的特征包括瘙痒和具有典型形态和慢性 / 复发史的湿疹,支持诊断的重要特征包括年龄、干皮症和过敏史,如个人 / 家族特应性疾病史或有升高的 IgE 水平。德国 S2k 指南建议同时检查整个皮肤组织进行诊断。

不建议实验室检查用于诊断或评估疾病严重程度,因为没有可靠的检测方法可以将特应性皮炎与其他疾病区分开来。特应性皮炎患者的血清IgE水平可能升高也可能不升高,因此并不推荐该检测作为诊断或疾病严重程度评价的依据。血清IgE、皮肤活检、基因检测和/或斑贴试验可用于排除其他异常情况。诊断还需要排除其他皮肤疾病,如脂溢性皮炎、接触性皮炎、疥疮、银屑病、刺激性/接触性湿疹、微生物湿疹、皮肤T细胞淋巴瘤、光敏性皮肤病、鱼鳞病、其他原因引起的红皮病及与湿疹相关的免疫缺陷性疾病。在婴儿中,脂溢性皮炎和特应性皮炎可能重叠。脂溢性皮炎通常无瘙痒症状,并可能出现在身体的任何地方,而特应性皮炎通常不发生在腹股沟/尿布区。

特应性皮炎的并发症包括病毒或真菌感染以及继发性细菌感染,罕见的并发症包括眼睛相关疾病、生长迟缓和斑秃。局部使用钙调神经磷酸酶抑制剂(TCI)治疗期间观察到的其他感染包括疱疹样湿疹和传染性软疣。

八、治疗和管理

9项临床实践指南(或制定指南的学会)对特应性皮炎的治疗给出了指导意见,包括美国皮肤病学会(AAD),2012年美国过敏、哮喘和免疫学学会的实践指南联合工作小组(JTFPP),德国特应性皮炎诊疗指南(S2k指南),2015年欧洲特应性皮炎工作小组/欧洲皮肤性病学会湿疹工作组,中国特应性皮炎诊疗指南,日本变态反应病学会,日本皮肤病学会,韩国特应性皮炎治疗共识指南,亚太地区特应性皮炎专家治疗共识指南。以上指南提及的主要治疗方法详见表1-1。

AD是慢性病,治疗的同时需要制订长期的慢病管理计划。治疗目标是预防并发症,控制病情,减轻疾病的严重程度,预防或减少复发,改善生活质量。这个目标是需要综合治疗才能实现的,包括足量的润肤、抗炎治疗、止痒治疗、避免加重及促发因素。指南中提及的阶梯疗法以及其他指南推荐的治疗方法均是基于病情的严重程度而制定的。

表 1-1　推荐的治疗方法摘要

严重程度	治疗方法
无皮损 / 干燥皮肤	皮肤护理,对患者健康教育,识别 / 避免促发因素
轻度	基于以上治疗方法,加外用糖皮质激素和 / 或外用钙调神经磷酸酶抑制剂,如吡美莫司乳膏、他克莫司软膏
中度	基于以上治疗方法,加用强效外用糖皮质激素和 / 或钙调神经磷酸酶抑制剂
重度	基于以上治疗方法,加用系统性免疫抑制剂,如环孢素 A、硫唑嘌呤、甲氨蝶呤、γ- 干扰素,短期系统使用糖皮质激素
其他治疗	
辅助治疗	口服抗组胺药,识别 / 避免促发因素,心理干预
并发症治疗	对于细菌、病毒感染可口服和 / 或外用抗生素、抗病毒药物
非药物治疗	光疗

(一) 基础治疗

基础治疗包括润肤、皮肤清洁、沐浴添加剂(沐浴后 2 分钟内使用)、健康教育、避免刺激 / 加重因素。通过润肤保湿可以维持皮肤的水分,尤其洗浴后皮肤还处于湿润状态时,使用润肤保湿剂效果最佳。全身大范围长期使用润肤剂的花费也较高,可以考虑每日使用 2 次含甘油或 5% 尿素的润肤霜。润肤保湿剂还可以减轻瘙痒。

皮肤清洁剂应选用无刺激性、低敏感性,pH 值 5~6 之间的产品。洗澡对皮肤保湿很重要,能够去除刺激物,例如汗液,去除细菌以免感染,也可去除其他刺激性物质。温水沐浴至少 10 分钟能够增加皮肤的水合程度。健康教育对于改善患者治疗的依从性和自我管理很重要,包括皮肤科医师、儿科医师、营养师、护士和心理治疗师在内的健康教育已经证明是有益的。父母的健康教育在儿童特应性皮炎患者的成功管理中占重要作用。

刺激物和过敏原多种多样,包含衣物、食物过敏原、动物毛(特别是猫)、花粉、室内气源性过敏原。指南对于避免刺激物和过敏原方面的推荐是不同的,有些支持使用镀银或丝绸衣服和抗菌内衣,尽量避免暴露于过敏原以及改变的环境之中,然而也有指南认为这些策略是缺乏证据的。

（二）药物治疗

AD 的药物疗法主要是外用药物治疗,可单独使用或与系统药物或其他疗法如光疗联合应用。指南推荐的外用药物包括糖皮质激素(TCS)和钙调神经磷酸酶抑制剂(TCI),两种外用药物均可在病情复发时外用,也可以在病情缓解后用于维持治疗(主动疗法)。局部外用 TCS 能够起到抗炎、收缩血管和免疫抑制作用,也可作用于免疫细胞,从而抑制炎症因子的释放。激素的效能不一,应根据患者病情的严重程度、皮损位置和年龄来选择使用。TCS 可以每日外用 1~2 次直到皮损控制。对于复发的治疗目前没有 TCS 标准使用剂量。皮肤薄嫩部位对于 TCS 吸收更多,要谨慎使用。

外用 TCI 不仅有抗炎作用,还具有调节免疫作用。TCI 通过抑制 T 细胞激活,阻断促炎性细胞因子和其他炎症介质的产生。常用的 TCI 是吡美莫司和他克莫司。

积极的治疗(主动疗法)包括在皮损处长期间断使用抗炎药物(通常每周 2 次)联合全身皮肤的润肤保湿治疗。积极治疗 / 维持治疗可以使用 TCS、TCI,或者两者一起使用。对于本病的长期管理,需要使用最低强度且有效的糖皮质激素。

当外用治疗无法控制病情或病情明显加重时,需要采取系统治疗。系统免疫调节治疗包括环孢素 A、硫唑嘌呤、甲氨蝶呤、吗替麦考酚酯和 IFN-γ。如果发生感染,还需要口服和 / 或外用抗生素、抗病毒或抗真菌治疗。虽然一些国家推荐使用漂白浴,但是目前各项指南对于外用消毒剂治疗特应性皮炎的疗法仍存在不同的意见。

抗组胺药物和抗过敏治疗可能会减轻一些患者的瘙痒程度,对于睡眠障碍患者,可考虑使用具有镇静作用的第一代抗组胺药物,不推荐使用局部外用抗组胺药物。

（三）非药物疗法

光疗是治疗特应性皮炎的二线疗法,在一线疗法如 TCS、TCI 治疗无效的情况下可考虑使用光疗。光疗的类型包括自然光、窄谱紫外线 B、宽谱紫外线 B、紫外线 A(UVA)、外用或者口服补骨脂素联合 UVA 疗法(PUVA)、紫外线 A 和 B(UVA、UVB)以及 Goeckerman 疗法(洗浴、煤焦油制剂外用、紫外线照射)。一些指南对于这种疗法有年龄限制。亚太地区和 S2k 指南推荐光疗仅应用于 12 岁以上的儿童和成人。不推荐激光疗法。

湿包疗法推荐使用于有明显皮疹的部位。湿包需使用外用药物涂抹于皮损处,然后敷一层湿性的包裹材料,外面再包裹一层干燥敷料。这个方法提高了外用药物的渗透性,提供了防止搔抓的屏障,并且减少了皮肤的水分丢失。湿包疗法最长使用 24 小时,适合在家中或病房使用。

心理治疗和 / 或心身治疗可以考虑用于遭受心理困扰的患者或者因心理问题影响治疗依从性的患者。指南里介绍了多种不同证据级别的其他方法,包括止痒剂如页岩油和煤焦油、锌、用来清除皮肤金黄色葡萄球菌的漂白浴、气候疗法、免疫疗法、ω-3 多不饱和脂肪酸,但指南中对于以上这些疗法没有达成一致的意见。

一些指南中提及补充替代疗法的证据评级。大多数指南认为补充替代疗法治疗特应性皮炎的证据不足,需要更多的对照研究来证明其有效性。中医药在亚洲许多国家很常用,在临床指南中也有体现。日本皮肤病学会认为在外用抗炎药物、皮肤护理、避免促发因素等综合治疗后,不能有效控制病情或疗效不佳时推荐联合中药治疗。日本变态反应学会也支持使用有疗效证据的中药。韩国 AD 治疗指南认为使用中草药治疗特应性皮炎十分普遍,但目前推荐使用的证据是缺乏的,中药的安全性也是持续关注的问题。

九、预后

很多儿童 AD 患者在成年前就能够痊愈,但 10%~30% 的患者会持续到成年。通过适当的慢病管理,AD 患者病情复发的间隔会延长,也能降低患者的负担。每次就诊时医生都应该对患者进行健康教育,包括治疗用药的剂量、升级或降级治疗方案、感染和皮肤护理。

参 考 文 献

1. EICHENFIELD L F, TOM W L, CHAMLIN S L, et al. Guidelines of care for the management of atopic dermatitis: section 1. Diagnosis and assessment of atopic dermatitis [J]. J Am

Acad Dermatol, 2014, 70 (2): 338-351.

2. KATAYAMA I, KOHNO Y, AKIYAMA K, et al. Japanese guideline for atopic dermatitis 2014 [J]. Allergol Int, 2014, 63 (3): 377-398.

3. SILVESTRE SALVADOR J F, ROMERO-PEREZ D, ENCABO-DURAN B. Atopic dermatitis in adults: a diagnostic challenge [J]. J Investig Allergol Clin Immunol, 2017, 27 (2): 78-88.

4. RING J, PRZYBILLA B, RUZICKA T. Handbook of atopic eczema [M]. 2nd ed. Berlin: Springer, 2005.

5. WERFEL T, HERATIZADEH A, ABERER W, et al. S2k guideline on diagnosis and treatment of atopic dermatitis-short version [J]. Allergo J Int, 2016, 25: 82-95.

6. KATAYAMA I, AIHARA M, OHYA Y, et al. Japanese guidelines for atopic dermatitis 2017 [J]. Allergol Int, 2017, 66 (2): 230-247.

7. RYCROFT R, ROBERTSON S J, WAKELIN S H. Dermatology: a colour handbook [M]. 2nd ed. London: Manson Publishing, 2010.

8. SCHNEIDER L, TILLES S, LIO P, et al. Atopic dermatitis: a practice parameter update 2012 [J]. J Allergy Clin Immunol, 2013, 131 (2): 295-299.

9. CZARNOWICKI T, KRUEGER J G, GUTTMAN-YASSKY E. Skin barrier and immune dysregulation in atopic dermatitis: an evolving story with important clinical implications [J]. J Allergy Clin Immunol Pract, 2014, 2 (4): 371-379.

10. SUAREZ-FARINAS M, GITTLER J K, SHEMER A, et al. Residual genomic signature of atopic dermatitis despite clinical resolution with narrow-band UVB [J]. J Allergy Clin Immunol, 2013, 131 (2): 577-579.

11. WERFEL T, SCHWERK N, HANSEN G, et al. The diagnosis and graded therapy of atopic dermatitis [J]. Dtsch Arztebl Int, 2014, 111 (29-30): 509-520.

12. CHU H, SHIN J U, PARK C O, et al. Clinical diversity of atopic dermatitis: a review of 5, 000 patients at a single institute [J]. Allergy Asthma Immunol Res, 2017, 9 (2): 158-168.

13. CHEOK S, YEE F, MA J Y S, et al. Prevalence and descriptive epidemiology of atopic dermatitis and its impact on quality of life in Singapore [J]. Br J Dermatol, 2018, 178 (1): 276-277.

14. WUTHRICH B, SCHMID-GRENDELMEIER P. The atopic eczema/dermatitis syndrome. Epidemiology, natural course, and immunology of the IgE-associated ("extrinsic") and the nonallergic ("intrinsic") AEDS [J]. J Investig Allergol Clin Immunol, 2003, 13 (1): 1-5.

15. DECKERS I A, MCLEAN S, LINSSEN S, et al. Investigating international time trends in the incidence and prevalence of atopic eczema 1990–2010: a systematic review of epidemiological studies [J]. PLoS One, 2012, 7 (7): e39803.

16. SILVERBERG J I. Public health burden and epidemiology of atopic dermatitis [J]. Dermatol Clin, 2017, 35 (3): 283-289.

17. WILLIAMS H, STEWART A, VON MUTIUS E, et al. Is eczema really on the increase worldwide ? [J]. J Allergy Clin Immunol, 2008, 121 (4): 947-954.

18. ASHER M I, MONTEFORT S, BJORKSTEN B, et al. Worldwide time trends in the preva-

lence of symptoms of asthma, allergic rhinoconjunctivitis, and eczema in childhood: ISAAC phases one and three repeat multicountry cross-sectional surveys [J]. Lancet, 2006, 368 (9537): 733-743.

19. GUO Y, LI P, TANG J, et al. Prevalence of atopic dermatitis in chinese children aged 1-7 ys [J]. Sci Rep, 2016, 6: 29751.

20. WANG X, LI LF, ZHAO DY, et al. Prevalence and clinical features of atopic dermatitis in China [J]. Biomed Res Int, 2016, 2016: 2568301.

21. WANG X, SHI X D, LI L F, et al. Prevalence and clinical features of adult atopic dermatitis in tertiary hospitals of China [J]. Medicine (Baltimore), 2017, 96 (11): e6317.

22. SHAW T E, CURRIE G P, KOUDELKA CW, et al. Eczema prevalence in the united states: Data from the 2003 national survey of children's health [J]. J Invest Dermatol, 2011, 131 (1): 67-73.

23. MURRAY C J L, VOS T, LOZANO R, et al. Disability-adjusted life years (DALYs) for 291 diseases and injuries in 21 regions, 1990–2010: a systematic analysis for the global burden of disease study 2010 [J]. The Lancet, 2012, 380 (9859): 2197-2223.

24. SIMPSON E L, BIEBER T, ECKERT L, et al. Patient burden of moderate to severe atopic dermatitis (ad): Insights from a phase 2b clinical trial of dupilumab in adults [J]. J Am Acad Dermatol, 2016, 74 (3): 491-498.

25. DRUCKER A M, WANG A R, LI W Q, et al. The burden of atopic dermatitis: summary of a report for the national eczema association [J]. J Invest Dermatol, 2017, 137 (1): 26-30.

26. CHAMLIN S L, FRIEDEN I J, WILLIAMS M L, et al. Effects of atopic dermatitis on young american children and their families [J]. Pediatrics, 2004, 114 (3): 607-611.

27. WHITELEY J, EMIR B, SEITZMAN R, et al. The burden of atopic dermatitis in us adults: results from the 2013 national health and wellness survey [J]. Curr Med Res Opin, 2016: 1-7.

28. CHERNYSHOV P V. Stigmatization and self-perception in children with atopic dermatitis [J]. Clin Cosmet Investig Dermatol, 2016, 9: 159-166.

29. LAWSON V, LEWIS-JONES M S, FINLAY A Y, et al. The family impact of childhood atopic dermatitis: the dermatitis family impact questionnaire [J]. Br J Dermatol, 1998, 138 (1): 107-113.

30. MANCINI A J, KAULBACK K, CHAMLIN S L. The socioeconomic impact of atopic dermatitis in the united states: a systematic review [J]. Pediatr Dermatol, 2008, 25 (1): 1-6.

31. ECKERT L, GUPTA S, AMAND C, et al. The burden of atopic dermatitis in us adults: health care resource utilization data from the 2013 national health and wellness survey [J]. J Am Acad Dermatol, 2018, 78 (1): 54-61.

32. SILVERBERG J I. Health care utilization, patient costs, and access to care in us adults with eczema: a population-based study [J]. JAMA Dermatol, 2015, 151 (7): 743-752.

33. NARLA S, HSU D Y, THYSSEN J P, et al. Inpatient financial burden of atopic dermatitis in the united states [J]. J Invest Dermatol, 2017, 137 (7): 1461-1467.

34. JENNER N, CAMPBELL J, MARKS R. Morbidity and cost of atopic eczema in

Australia [J]. Australas J Dermatol, 2004, 45 (1): 16-22.

35. ZUBERBIER T, ORLOW S J, PALLER A S, et al. Patient perspectives on the management of atopic dermatitis [J]. J Allergy Clin Immunol, 2006, 118 (1): 226-232.

36. FLOHR C, MANN J. New insights into the epidemiology of childhood atopic dermatitis [J]. Allergy, 2014, 69 (1): 3-16.

37. KANTOR R, SILVERBERG J I. Environmental risk factors and their role in the management of atopic dermatitis [J]. Expert Rev Clin Immunol, 2017, 13 (1): 15-26.

38. MAO W, MAO J, ZHANG J, et al. Atopic eczema: a disease modulated by gene and environment [J]. Front Biosci (Landmark Ed), 2014, 19: 707-717.

39. NUTTEN S. Atopic dermatitis: Global epidemiology and risk factors [J]. Ann Nutr Metab, 2015, 66 (Suppl 1): 8-16.

40. GARG N, SILVERBERG J I. Epidemiology of childhood atopic dermatitis [J]. Clin Dermatol, 2015, 33 (3): 281-288.

41. D'AURIA E, BANDERALI G, BARBERI S, et al. Atopic dermatitis: recent insight on pathogenesis and novel therapeutic target [J]. Asian Pac J Allergy Immunol, 2016, 34 (2): 98-108.

42. BISGAARD H, SIMPSON A, PALMER C N, et al. Gene-environment interaction in the onset of eczema in infancy: Filaggrin loss-of-function mutations enhanced by neonatal cat exposure [J]. PLoS Med, 2008, 5 (6): e131.

43. LEE J Y, SEO J H, KWON J W, et al. Exposure to gene-environment interactions before 1 year of age may favor the development of atopic dermatitis [J]. Int Arch Allergy Immunol, 2012, 157 (4): 363-371.

44. KAHR N, NAESER V, STENSBALLE LG, et al. Gene-environment interaction in atopic diseases: a population-based twin study of early-life exposures [J]. Clin Respir J, 2015, 9 (1): 79-86.

45. SULLIVAN M, SILVERBERG N B. Current and emerging concepts in atopic dermatitis pathogenesis [J]. Clin Dermatol, 2017, 35 (4): 349-353.

46. FISET P O, LEUNG D Y, HAMID Q. Immunopathology of atopic dermatitis [J]. J Allergy Clin Immunol, 2006, 118 (1): 287-290.

47. EYERICH K, NOVAK N. Immunology of atopic eczema: overcoming the Th1/Th2 paradigm [J]. Allergy, 2013, 68 (8): 974-982.

48. AGRAWAL R, WISNIEWSKI J A, WOODFOLK J A. The role of regulatory T cells in atopic dermatitis [J]. Curr Probl Dermatol, 2011, 41: 112-124.

49. ROESNER L M, FLOESS S, WITTE T, et al. Foxp3 (+) regulatory T cells are expanded in severe atopic dermatitis patients [J]. Allergy, 2015, 70 (12): 1656-1660.

50. HINZ D, BAUER M, RODER S, et al. Cord blood Tregs with stable Foxp3 expression are influenced by prenatal environment and associated with atopic dermatitis at the age of one year [J]. Allergy, 2012, 67 (3): 380-389.

51. REEFER A J, SATINOVER S M, SOLGA M D, et al. Analysis of CD25[hi]CD4[+] "regulatory" T-cell subtypes in atopic dermatitis reveals a novel t (h) 2-like population [J]. J Allergy

Clin Immunol, 2008, 121 (2): 415-422.

52. TAUBER M, BALICA S, et al. Staphylococcus aureus density on lesional and nonlesional skin is strongly associated with disease severity in atopic dermatitis [J]. J Allergy Clin Immunol, 2016, 137 (4): 1272-1274.

53. JANSSENS M, VAN SMEDEN J, GOORIS G S, et al. Increase in short-chain ceramides correlates with an altered lipid organization and decreased barrier function in atopic eczema patients [J]. J Lipid Res, 2012, 53 (12): 2755-2766.

54. SCHLIEVERT P M, STRANDBERG K L, LIN Y C, et al. Secreted virulence factor comparison between methicillin-resistant and methicillin-sensitive staphylococcus aureus, and its relevance to atopic dermatitis [J]. J Allergy Clin Immunol, 2010, 125 (1): 39-49.

55. ONG P Y. New insights in the pathogenesis of atopic dermatitis [J]. Pediatr Res, 2014, 75 (1-2): 171-175.

56. CARDONA I D, CHO S H, LEUNG D Y. Role of bacterial superantigens in atopic dermatitis: implications for future therapeutic strategies [J]. Am J Clin Dermatol, 2006, 7 (5): 273-279.

57. WANG L, LI L F. Clinical application of the UK Working Party's criteria for the diagnosis of atopic dermatitis in the chinese population by age group [J]. Chin Med J (Engl), 2016, 129 (23): 2829-2833.

58. HANIFIN J, RAJKA G. Diagnostic features of atopic dermatitis [J]. Acta Derm Venereol, 1980, 60 (Suppl 92): 44-47.

59. WILLIAMS H, BURNEY P, HAY R, et al. The U. K. Working Party's Diagnostic Criteria for Atopic Dermatitis. I. Derivation of a minimum set of discriminators for atopic dermatitis [J]. Br J Dermatol, 1994, 131: 383-396.

60. WILLIAMS H, BURNEY P, PEMBROKE A, et al. The U. K. Working Party's Diagnostic Criteria for Atopic Dermatitis. III. Independent hospital validation [J]. Br J Dermatol, 1994, 131: 406-416.

61. KIM J E, KIM H J, LEW L, et al. Consensus guidelines for the treatment of atopic dermatitis in korea (part I): general management and topical treatment [J]. Ann Dermatol, 2015, 27 (5): 563-577.

62. EICHENFIELD L F, TOM W L, BERGER T G, et al. Guidelines of care for the management of atopic dermatitis: section 2. Management and treatment of atopic dermatitis with topical therapies [J]. J Am Acad Dermatol, 2014, 71 (1): 116-132.

63. SIDBURY R, DAVIS D M, COHEN D E, et al. Guidelines of care for the management of atopic dermatitis: section 3. Management and treatment with phototherapy and systemic agents [J]. J Am Acad Dermatol, 2014, 71 (2): 327-349.

64. SIDBURY R, TOM W L, BERGMAN J N, et al. Guidelines of care for the management of atopic dermatitis: section 4. Prevention of disease flares and use of adjunctive therapies and approaches [J]. J Am Acad Dermatol, 2014, 71 (6): 1218-1233.

65. WOLLENBERG A, ORANJE A, DELEURAN M, et al. ETFAD/EADV Eczema task force 2015 position paper on diagnosis and treatment of atopic dermatitis in adult and paediatric

patients [J]. J Eur Acad Dermatol Venereol, 2016, 30 (5): 729-747.

66. 中华医学会皮肤性病学分会免疫学组 , 特应性皮炎协作研究中心 . 中国特应性皮炎诊疗指南 (2014 版)[J]. 中华皮肤科杂志 , 2014, 47 (7): 511-514.

67. SAEKI H, NAKAHARA T, TANAKA A, et al. Clinical practice guidelines for the management of atopic dermatitis 2016 [J]. J Dermatol, 2016, 43 (10): 1117-1145.

68. KIM J E, KIM H J, LEW B L, et al. Consensus guidelines for the treatment of atopic dermatitis in korea (part II): systemic treatment [J]. Ann Dermatol, 2015, 27 (5): 578-592.

69. RUBEL D, THIRUMOOTHY T, SOEBARYO R W, et al. Consensus guidelines for the management of atopic dermatitis: an Asia-Pacific perspective [J]. J Dermatol, 2013, 40 (3): 160-171.

70. RELJIC V, GAZIBARA T, NIKOLIC M, et al. Parental knowledge, attitude, and behavior toward children with atopic dermatitis [J]. Int J Dermatol, 2017, 56 (3): 314-323.

71. MOHAN G C, LIO P A. Comparison of dermatology and allergy guidelines for atopic dermatitis management [J]. JAMA Dermatol, 2015, 151 (9): 1009-1013.

72. ELLIS C N, MANCINI A J, PALEER A S, et al. Understanding and managing atopic dermatitis in adult patients [J]. Semin Cutan Med Surg, 2012, 31 (Suppl 3): S18-22.

第二章　特应性皮炎的中医认识概述

导语：中医药治疗特应性皮炎有一定的优势，通过中医药疗法可以达到控制病情，减少或延缓复发的目的。本章节论述了当代主要的中医教科书和临床实践指南中有关特应性皮炎的病名、病因病机、辨证论治，以及中药、针灸、推拿等疗法和预防调护的内容。

特应性皮炎在中医学中属于"四弯风""奶癣""胎癥疮"等范畴。《诸病源候论·小儿杂病诸候·癣候》云"小儿面上癣，皮如甲错，起干燥，谓之乳癣"。《外科正宗·奶癣》："母食五辛，父餐炙爆，遗热与儿，生后头面遍身发为奶癣"，即认为乃父母饮食不节，遗毒胎儿而发病，可见胎毒、遗热在小儿特应性皮炎发病中的重要性。四弯风的病名最早见于清代《外科大成·分治部·胫部》："生于腿弯脚弯。一月一发。痒不可忍。形如风癣。搔破成疮。用大麦一升入砂锅内。水煮麦开花为度。乘热先熏后洗。日二三次。五七日可愈。"《疡科捷径·胫部·四弯风》曰"四弯风，岁腿弯生，淫痒滋延似癣形。外受风邪兼湿热"，指出四弯风乃由内有湿热、外感风邪而致。

当代医家对于特应性皮炎的病因病机论述虽各不相同，但是大都强调先天不足、禀赋不耐、脾虚失运的重要性。湿邪是特应性皮炎发生的重要因素，湿邪的产生多与脾虚不运有关，脾失健运、水湿内停、湿邪浸淫肌肤而发病，正如《素问·至真要大论》曰"诸湿肿满，皆属于脾"；脾为后天之本，气血生化之源，脾虚日久，生化乏源，肌肤失于濡养，故常常表现为皮肤肥厚干燥；又湿性黏滞，湿邪为病缠绵难愈，故特应性皮炎易反复发作。多种因素均可引起脾虚，进而引起其功能的异常。因此，特应性皮炎的治疗强调健脾的重要性。

18

一、病因病机

本病由于孕育时期母亲过食肥甘厚腻,或由于七情内伤,五志化火,遗热于胎儿,导致胎儿先天禀赋不耐,素体偏热;加之后天喂养不当或饮食失节而致脾失健运,湿从内生,湿热内蕴,外发肌肤而为病,或由于小儿心常有余,情志或外界环境等因素导致心火偏亢,母病及子,心脾同病,心火扰神,脾虚失运,湿热蕴结肌肤而致;湿热蕴结日久,伤津耗血,血虚生风生燥,肌肤失养则皮肤肥厚粗糙。同时,当外感风、湿、热邪后,郁于肌肤,内外合邪也可导致该病的发生。总之,脾虚贯穿于特应性皮炎发病的整个过程中。

二、辨证论治

既往中医学中没有将特应性皮炎作为一个疾病进行规范诊断和治疗,1994 年国家中医药管理局颁布的《中医病证诊断疗效标准》将特应性皮炎的中医病名规范为"四弯风",临床辨证分为两型:风湿蕴肤证和血虚风燥证。在特应性皮炎的证型分布的文献研究中,有研究者对 1979—2012 年发表的辨证治疗、临床研究和部分理论论述中涉及的证型进行系统总结,结果表明特应性皮炎的辨证分型虽有多种,但以脾虚证为主,可兼加湿邪或血燥。2011 年和 2013 年分别由中国中医科学院、中华中医药学会皮肤科专业委员会制定的《中医循证临床实践指南》《特应性皮炎中医诊疗方案专家共识》中,均认为脾虚湿蕴贯穿于疾病的始终,强调了脾虚的重要性。

本章节所论述的辨证论治,主要参考以下诊疗指南及高等院校教材:《中医循证临床实践指南》《特应性皮炎中医诊疗方案专家共识》《中成药临床应用指南:皮肤病分册》《中医外科学》《中西医结合皮肤性病学》。

(一)口服中药

1. 心脾积热证

症状:小儿脸部红斑、丘疹、脱屑或头皮黄色痂皮,伴糜烂渗液,有时蔓延到躯干和四肢,哭闹不安,可伴有大便干结,小便短赤。指纹呈紫色达气关或脉数。

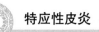

治法:清心导赤。

方药:三心导赤饮(《徐宜厚皮肤病临床经验辑要》)加减。

常用药物:连翘心、栀子心、莲子心、玄参、生地黄、车前子、蝉蜕、灯心草、茯苓、甘草。

方药分析:连翘心、栀子心、莲子心、灯心草清心除烦;灯心草兼有利小便之功,车前子清热利水助灯心草导热下行;生地黄、玄参清热凉血,养阴生津;茯苓宁心,兼可健脾渗湿;蝉蜕轻灵宣达,引诸药直至肤腠;甘草清热解毒,调和诸药。

2. 心火脾虚证

症状:面部、颈部、肘窝、腘窝或躯干等部位反复发作的红斑、水肿,或丘疱疹、水疱,或有渗液,瘙痒明显,烦躁不安,眠差,纳呆,舌尖红,脉偏数。

治法:培土清心。

方药:培土清心方(陈达灿《特应性皮炎中西医结合治疗》)加减。

常用药物:白术、山药、薏苡仁、连翘、灯心草、淡竹叶、生地黄、钩藤、牡蛎(先煎)、防风、甘草。

方药分析:白术、薏苡仁、山药健脾渗湿;连翘、灯心草、生地黄清心养阴除烦;淡竹叶导热下行,令湿热之邪从小便而解;钩藤平肝祛风,以形而治痒;防风祛风止痒;生牡蛎潜阳养阴,重镇安神;甘草健脾和中,调和诸药。

中成药:小儿七星茶颗粒,具有开胃化滞、清热定惊功效。

3. 脾虚湿蕴证

症状:四肢或其他部位散在的丘疹、丘疱疹、水疱,倦怠乏力,纳差,大便溏稀,舌质淡,苔白腻,脉缓或指纹色淡。

治法:健脾渗湿。

方药:小儿化湿汤(《朱仁康临床经验集》)加减。

常用药物:苍术、茯苓、炒麦芽、陈皮、泽泻、滑石、甘草、炒白术、炒薏苡仁。

方药分析:炒白术、苍术、茯苓、陈皮、炒麦芽、炒薏苡仁健脾助运,泽泻、六一散(滑石、甘草)淡渗利湿。

中成药:参苓白术散(丸),具有健脾、益气功效。启脾丸,具有健脾和胃功效。

4. 风湿蕴肤证

症状：皮疹可发生于身体各处，但以面颊、四肢常见，为疏松或密集性丘疹，干燥脱皮，状如糠秕，瘙痒不适，遇风加重；伴有口干舌燥，咽痒，目赤，大便秘结。舌质红，苔少或苔微干，脉数、浮、滑。

治法：祛风祛湿。

方药：消风散（《外科正宗》）加减。

常用药物：荆芥、苦参、知母、苍术、羌活、蝉蜕、防风、牛蒡子、生地黄、胡麻仁、茯苓、生石膏、当归。

方药分析：荆芥、防风、牛蒡子、蝉蜕辛散透达，疏风散邪；羌活、苍术祛风燥湿，苦参清热燥湿；石膏、知母清热泻火；当归、生地黄、胡麻仁养血活血；甘草清热解毒，和中调药。

中成药：防风通圣丸，具有解表通里、清热解毒功效。

5. 血虚风燥证

症状：皮肤干燥，肘窝、腘窝常见苔藓样变，躯干、四肢可见结节性痒疹，继发抓痕，瘙痒剧烈，面色苍白，形体偏瘦，眠差，大便偏干，舌质偏淡，脉弦细。

治法：养血祛风。

方药：当归饮子（《重订严氏济生方》）加减。

常用药物：黄芪、生地黄、熟地黄、白芍、当归、川芎、何首乌、蒺藜、荆芥、防风。

方药分析：熟地黄、白芍、当归、川芎、何首乌滋阴养血润燥；生地黄清热凉血；荆芥、防风、蒺藜祛风止痒；黄芪益气固表。

中成药：润燥止痒胶囊，具有养血滋阴、祛风止痒、润肠通便功效。湿毒清胶囊，具有养血润燥、祛风止痒功效。

（二）外用中药

1. 潮红、丘疹、丘疱疹、无渗液的皮损

可选用黄精 15g、金银花 15g、甘草 15g，加水 2 000ml，煎至 1 500ml，待冷却后取适量外洗。

中成药：川百止痒洗剂，除湿止痒软膏。

2. 红肿、糜烂、渗出的皮损

可选用黄精 15g、金银花 30g、甘草 15g，加水 2 000ml，煎至 1 500ml，

待冷却后取适量外洗和间歇性开放性冷湿敷。糜烂、渗出明显时,可选用清热解毒收敛的中药黄柏、地榆、马齿苋、野菊花等水煎做间歇性开放性冷湿敷。湿敷间隔期可外搽 5%~10% 甘草油、紫草油或青黛油、黄连油或者蛋黄油。

中成药:复方黄柏液,皮肤康洗液。

3. 干燥、脱屑、肥厚苔藓样皮损

充分的基础润肤治疗是必要的,每天通常至少外用两次润肤剂。可选用 5%~10% 黄连软膏、复方蛇脂软膏或其他润肤膏、黄柏霜外搽。

中成药:青鹏乳膏,黑豆馏油软膏。

三、针灸及其他中医疗法

体针及耳针对于控制病情,缓解瘙痒有较好作用,推拿特别适合 12 岁以下特应性皮炎患者,但是皮肤有明显炎症的部位忌推拿。针灸及推拿疗法已经被推荐为特应性皮炎的治疗方法(表 2-1)。

表 2-1 特应性皮炎针灸及中医其他疗法汇总

治疗方法	穴位、体表区域 / 方法	治疗频率
体针	急性期:大椎、曲池、肺俞、委中、血海、足三里、三阴交、阴陵泉 慢性期:血海、足三里、三阴交、阴陵泉 虚证施补法,实证施泻法	留针 30 分钟。急性发作期每日 1 次,慢性期隔日 1 次
耳针	肺、肾上腺、内分泌、脾、神门、相应区。每次取 3~4 穴	留针 30 分钟,每日 1 次
灸法	主穴:曲池、血海 配穴:肩髃、环跳、合谷、百会、大椎、阿是穴(奇痒处)	每穴持续 5~15 分钟,每日 1 次
电针法	取穴:阿是穴(皮疹区) 方法:毫针沿阿是穴四周各斜刺 1 针,然后将电治疗仪正负极夹在针柄上,逐步加大电流量,直至能够耐受为止	持续 20 分钟,1~2 日 1 次

续表

治疗方法	穴位、体表区域 / 方法	治疗频率
梅花针	取穴：曲池、脊柱两侧、患区、合谷、足三里 方法：脊柱两侧胸至腰区施重刺激，其他施中 等刺激	2 日 1 次
穴位注射法	循经取穴：足三里、曲池，均取双侧 经验取穴：曲池、血海，均取双侧 方法：针刺得气后，每穴位注射异丙嗪注射液 或复方甘草甜素注射液 1ml	2 日 1 次
推拿疗法	发作期：清天河水，揉中脘，沿两侧膀胱经抚背 缓解期：摩腹，捏脊，揉按足三里	未提及

四、核心病机及名医经验

国医大师禤国维教授认为脾虚湿盛这一病机贯穿于特应性皮炎的整个发展过程中，病机实质为本虚标实，在该病的辨证论治过程中应始终把握健脾渗湿这一中心环节，治疗以健脾渗湿法为基本法则。广东省名中医陈达灿教授认为特应性皮炎多由禀赋不耐，胎毒遗热，外感淫邪，饮食失调，致心火过盛，脾虚失运而发病；禀赋不耐是特应性皮炎发病的根本原因，脾胃虚弱和心火偏旺是特应性皮炎发病的核心病机，提出培土清心的治疗方法，代表方为培土清心方。一项多中心随机对照临床研究显示培土清心方不但可以降低中重度特应性皮炎患者病情的严重程度，而且可以改善患者的生活质量，安全性好。

五、预防调护

1. 合理洗浴，润肤保湿

沐浴时间约 10 分钟，避免使用碱性洗涤剂。洗后即刻外用润肤保湿剂。润肤保湿是治疗的基础，有助于恢复皮肤屏障功能，每日至少 2 次，建议患者选择适合自己的润肤剂。

2. 避免诱发和加重因素

避免吸入性过敏物、食物性过敏物,同时避免皮肤接触刺激性纤维、羊毛、粗纤维纺织品等,避免接触烟草。经常修剪指甲,避免或减少抓伤皮肤。

3. 饮食调护

本病与脾胃有着密切的关系,因此,注意健脾,调养身体,增强体质。避免进食辛辣、刺激性食物。

4. 合理的生活起居

避免熬夜及过度劳累。避免精神过度紧张,必要时可向心理医生咨询。适当进行体育锻炼。保持大便通畅。

特应性皮炎的中医主要治疗方法总结见表2-2。

表2-2　特应性皮炎的中医主要治疗方法概要

治法	证型				
	心脾积热	心火脾虚	脾虚湿蕴	风湿蕴肤	血虚风燥
口服中药	三心导赤饮加减	培土清心方加减	小儿化湿汤加减	消风散加减	当归饮子加减
	-	小儿七星茶颗粒	参苓白术散(丸),启脾丸	防风通圣丸	润燥止痒胶囊,湿毒清胶囊
中药局部外用	中药外洗:金银花、黄精、甘草,根据皮损调整药物剂量 1. 潮红、丘疹、丘疱疹、无渗液的皮损:川百止痒洗剂,除湿止痒软膏 2. 红肿、糜烂、渗出的皮损:黄柏、地榆、马齿苋、野菊花水煎后冷湿敷,5%~10% 甘草油、紫草油或青黛油、黄连油或蛋黄油。复方黄柏液,皮肤康洗液 3. 干燥、脱屑、肥厚苔藓样皮损:5%~10% 黄连软膏、复方蛇脂软膏或其他润肤膏、黄柏霜。青鹏乳膏、黑豆馏油软膏				
针灸	主要穴位:大椎、曲池、肺俞、委中、血海、足三里、三阴交、阴陵泉				

参 考 文 献

1. 世界卫生组织西太区中医临床实践指南项目组 . 中医循证临床实践指南 [M]. 北京 : 中国中医药出版社 , 2011.

2. 中华中医药学会皮肤科专业委员会 . 特应性皮炎中医诊疗方案专家共识 [J]. 中国中西医结合皮肤性病学杂志 , 2013, 12 (1): 60-61.

3. 张冰，梁碧欣，吴元胜，等．基于数据挖掘技术的特应性皮炎辨治规律分析 [J]. 中华中医药学刊，2014, 32 (5): 1029-1032.

4. 杨志波．中成药临床应用指南：皮肤病分册 [M].北京：中国中医药出版社，2017.

5. 刘胜，陈达灿．中医外科学 [M].北京：人民卫生出版社，2015.

6. 陈红风．中医外科学 [M]. 4 版．北京：中国中医药出版社，2016.

7. 顾伯康．中医外科学 [M].上海：上海科学技术出版社，1986.

8. 陆德铭．中医外科学 [M].上海：上海科学技术出版社，2001.

9. 李曰庆．中医外科学 [M].北京：中国中医药出版社，2002.

10. 陈德宇．中西医结合皮肤性病学 [M].北京：中国中医药出版社，2012.

11. 李斌，陈达灿．中西医结合皮肤性病学 [M].北京：中国中医药出版社，2017.

12. 中华中医药学会皮肤性病学专业委员会．复方黄柏液涂剂治疗儿童湿疹、脓疱疮、特应性皮炎专家共识 (2016 年)[J]. 中国中西医结合皮肤性病学杂志，2016, 15 (5): 290-291.

13. 陈达灿，吴晓霞．特应性皮炎中西医结合治疗 [M].北京：人民卫生出版社，2007.

14. 陈达灿，刘炽．特应性皮炎的禀赋发病因素和心脾病机的理论和实践 [J]. 新中医，2009, 41 (8): 7-8.

15. LIU J, MO X, WU D, et al. Efficacy of a Chinese herbal medicine for the treatment of atopic dermatitis: a randomized controlled study [J]. Complement Ther Med, 2015, 23 (5): 644-651.

第三章 特应性皮炎的中医古籍研究

导语:中医古籍是中医药学传承和发展的载体,蕴含着丰富的疾病防治信息,许多现代中医的临床治疗手段可以追溯到古籍中,包括特应性皮炎的中医治疗。本章节以中医古籍丛书《中华医典》为检索源,根据中医教科书、辞典和专著确定检索词,共检出527条古籍条文,对古籍中与特应性皮炎相关的病名、症状、病因病机、常用方剂、中药等进行分析和总结。

最早记载专业实践证据的文献可以追溯到春秋时期(公元前770—前476)和战国时期(公元前475—前221)。这一时期的文献中除了记载有阴阳等概念外,还记载了一些治疗方法,包括艾灸、中药汤剂和针灸。以上方法作为包括皮肤病在内的许多疾病的治疗手段,在中医古籍中均有描述。

特应性皮炎是一种常见的皮肤病,在现代文献和古籍中均有类似病症的记载。有学者检索了24部对皮肤病有重要参考价值的古籍,共发现71条与特应性皮炎相关的条文,其中提及风、湿、热邪致病居多;自觉症状主要是瘙痒,或伴有疼痛感;皮疹表现呈多形性,如渗出、干燥、脱屑等;中药外用疗法很常见,其中最常用的处方是解毒雄黄散和文蛤散。

《中华医典》是中医古籍电子丛书,汇集了中华人民共和国成立前的历代主要中医著作,大致涵盖了至中华民国为止的中国医学文化建设的主要成就,是至今为止我国规模最为宏大的中医类电子丛书,目前收集的古籍专著超过1 100余部。为评价特应性皮炎相关的古籍文献,本研究选择使用《中华医典(第5版)》进行研究。

一、检索词

特应性皮炎在中医学中属于"奶癣""胎癥疮""四弯风"等范畴。国家中医药管理局 1994 年颁布的《中医病证诊断疗效标准》将特应性皮炎的中医病名规范为"四弯风"。

为了确定古籍中特应性皮炎相关的条文，通过查阅皮肤病教科书、专著，以及相关的字典，全面罗列了特应性皮炎可能的中医术语。查阅的教材包括《中医皮肤病症状鉴别诊断与治疗》《中医外科学》(顾伯华主编)、《中医外科学》(赵尚华主编)等。此外，特应性皮炎中医术语的确定也参考了黄楚君的相关研究。通过以上查阅，确定了 11 个相关的中医病名术语，包括四弯风、胎癥疮、浸淫疮、恋眉疮、炼眉疮、炼银疮、奶癣、乳癣、胎癣、粟疮、血风疮。

以上术语中奶癣、胎癣是针对婴儿特应性皮炎命名的；粟疮是根据皮损表现如粟粒状命名的；四弯风的命名是由于皮损好发生在腿弯脚弯部位；血风疮的命名是由于皮损的发生与风邪伤及血分有关。

二、检索及条文编码

使用每个中医病名术语在《中华医典》进行检索，检索结果以表格的形式输出(图 3-1)，然后按照条文类型、书籍和出版年代参照 May 等描述的程序进行编码。

分别记录每个检索词检索命中的条文数，加起来为命中的总数目。部分条文被 2 个或多个检索词重复检索到，这一重复的条文需要从数据库中删除。进一步筛查，去除非皮肤病相关条文、非特应性皮炎相关条文。

三、数据分析

经过以上的筛选和排除后，对剩余的条文信息进行提取，确定每条条文与特应性皮炎相关程度的大小。纳入标准与之前的研究标准相同,参照特应性皮炎相关的 4 项表现:瘙痒、皮疹或者皮肤干燥、皮疹位置以及病程的慢性或复发性。对条文的描述与特应性皮炎的相关程度做出判断,4 项中有 2 项者判断为可能;有 3 项或 3 项以上者判断为很可能;若有 1 项,则为没有足够的信息判断;条文中若没有相关的信息者排除。对于以上 4 项表现的有无均有详细的记录。

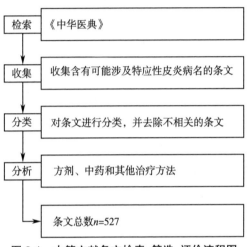

图 3-1　古籍文献条文检索、筛选、评价流程图

进一步检查条文中是否包括中医药治疗的相关信息,没有涉及中医药治疗信息的条文不纳入分析。最后数据集纳入的特应性皮炎相关条文包括中药、针灸或者其他中医疗法。当一个条文中包含多个治疗时,每个治疗被认为是一个独立的条文来计算处方、中药或针灸穴位。

四、检索结果

从《中华医典》中的标题和正文中共检索到 527 条条文(表 3-1),其中浸淫疮 180 条,占 34.2%;血风疮 141 条,占 26.8%。其中有 6 个术语检索到的条文仅为 10 条或 10 条以下,提示古籍中不常使用这些术语来描述特应性皮炎。

表 3-1　检索词命中条文频次表

拼音	中文	条文 /n(%)
Jin yin chuang	浸淫疮	180(34.2)
Xue feng chuang	血风疮	141(26.8)
Su chuang	粟疮	80(15.2)
Nai xuan	奶癣	44(8.3)
Ru xuan	乳癣	30(5.7)
Si wan feng	四弯风	10(1.9)
Tai xuan	胎癣	10(1.9)
Lian mei chuang 1	恋眉疮	10(1.9)
Lian yin chuang	炼银疮	9(1.7)
Lian mei chuang 2	炼眉疮	7(1.3)
Tai lian chuang	胎癥疮	6(1.1)

　　去除重复的、不相关的,以及信息不足难以判断的条文后,剩余 110 条可能或者很可能是特应性皮炎的条文。其中有 12 条条文对特应性皮炎这一疾病进行了相关描述,但没有描述治疗。54 条条文描述了 2 个或者 2 个以上的中医药治疗,其中有部分条文描述了多个中医药治疗。明代《医学入门》中的一条条文中描述了 11 个不同的中药治疗。将包含多个中医药治疗的条文拆分后进行分析,最后涉及治疗的相关条文共 271 条,绝大多数条文是与中药治疗相关的,仅有 3 条条文采用了中医其他疗法。

（一）与特应性皮炎相关的代表性条文

　　早期中医文献就描述了特应性皮炎婴儿阶段的症状,并且提供了中医药的治疗。《医宗金鉴·外科心法要诀》(1742)中提到 "胎癥疮生婴儿头顶或生眉端,痒起白屑,形如癣疥"。《彤园医书(外科)·婴儿外科》(1796)中进一步描述:"初系干癣,若误用热水烫洗,致皮肤起粟,瘙痒无度,黄水浸淫,延及遍身,即成湿癣。俱服消风导赤汤。若皮肤火热,红晕成片,游走如丹者,兼服五福化毒丹。干癣燥痒,常涂润肌膏。湿癣瘙痒常涂二神膏,痒甚涂乌云膏。"《外科正宗·奶癣》(1617)描述:"奶癣,儿在胎中,母食五辛,父餐炙爆,遗热与儿,生后头面遍身发为奶癣,流脂成片,睡卧不安,搔痒不绝。以文蛤散治之,

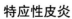

或解毒雄黄散,甚则翠云散妙。"

对于特应性皮炎儿童阶段,《普济方》(1406)中描述:"夫小儿体有风热,脾肺不利,或湿邪搏于皮肤,壅滞血气,皮肤顽厚,则变诸癣。或斜或圆,渐渐长大,得寒则稍减,暖则痒闷,搔之即黄汁出。"

其他条文中对儿童和成人特应性皮炎的好发部位也有描述,《疡科捷径·胫部·四弯风》(1831)记载:"四弯风,岁腿弯生,淫痒滋延似癣形。外受风邪兼湿热,消风三妙最为灵。"描述最为详细的是在《医宗金鉴·外科心法要诀》(1742)记载:"四弯风,生腿脚弯,每月一发最缠绵,形如风癣风邪袭,搔破成疮痒难堪。【注】此证生在两腿弯、脚弯,每月一发,形如风癣,属风邪袭入腠理而成。其痒无度,搔破津水,形如湿癣。法宜大麦一升熬汤,先熏后洗;次搽三妙散,渗湿杀虫,其痒即止,缓缓取效。"详细描述了症状、皮疹好发部位,以及详细的治疗方法。

(二)古籍对特应性皮炎病因病机的描述

1. 胎毒、遗热

《外科正宗·奶癣》(1617):"奶癣……母食五辛,父餐炙爆,遗热与儿,生后头面遍身发为奶癣,流脂成片,睡卧不安,搔痒不绝。以文蛤散治之,或解毒雄黄散,甚则翠云散妙。"《吴氏医方汇编》(1823)有同样的记载。《彤园医书》(1796):"胎瘢,一名奶癣,生头颈眉端,痒起白屑,形如疥癣。由胎中血热,落草受风而成。初系干癣,若误用热水烫洗,致皮肤起粟,瘙痒无度,黄水浸淫,延及遍身,即成湿癣。俱服消风导赤汤。若皮肤火热,红晕成片,游走如丹者,兼服五福化毒丹。干癣燥痒,常涂润肌膏。湿癣瘙痒常涂二神膏,痒甚涂乌云膏。"

以上描述认为父母饮食不节,遗毒于胎儿而发病。可见胎毒、遗热是发病的基础。

2. 外感风、湿、热邪,兼有肺脾不利

《普济方·婴孩诸疮肿毒门·癣(附论)》曰:"夫小儿体有风热,脾肺不利,或湿邪搏于皮肤,壅滞血气,皮肤顽厚,则变诸癣。或斜或圆,渐渐长大,得寒则稍减,暖则痒闷,搔之即黄汁出,又或在面上,皮如甲错干燥,谓之奶癣。"《圣济总录·小儿癣》(1117)中有同样的记载。《疡科捷径·胫部·四弯风》曰:"四弯风,岁腿弯生,淫痒滋延似癣形。外受风邪兼湿热,消风三妙最为灵。"

指出四弯风与外受风邪兼湿热有关。

由上可见特应性皮炎的发病外与风、湿、热邪有关,内与肺、脾两脏密切相关。

3. 心火、血虚、血燥

《医宗金鉴》(1742)记载:"粟疮痒证属火生,风邪乘皮起粟形,风为火化能作痒,通圣苦参及消风。【注】凡诸疮作痒,皆属心火。火邪内郁,表虚之人,感受风邪,袭入皮肤,风遇火化作痒,致起疮疡形如粟粒,其色红,搔之愈痒,久而不瘥,亦能消耗血液,肤如蛇皮。初服防风通圣散加枳壳、蝉蜕,血燥遇晚痒甚,夜不寐者,宜服消风散,外敷二味拔毒散。若年深日久,肤如蛇皮者,宜常服皂角苦参丸,外用猪脂油二两、苦杏仁一两捣泥,抹之自效。"提到心火在特应性皮炎发病中的重要性,同时与血虚、血燥有关。

(三)发病部位

75 条条文描述了特应性皮炎的发病部位,其中 35 条涉及多个部位,最常见的发病部位是面部(18 条条文)。对发病部位进行分类,其中发生在头、面、颈部(64 条条文),特殊的位置包括耳、眉、项、口部。症状发生在下肢者 23 条,泛发全身者 16 条,发于躯干者 5 条,仅有 1 条条文描述症状发生在上肢,17 条条文描述了症状发生于四肢,但未描述是上肢还是下肢。8 条条文描述了婴儿期的症状,所有这 8 条条文均描述发生于头部、面部和眉毛部位。

(四)中药疗法

271 条治疗条文中,其中 268 条描述了中药治疗,264 条对皮疹进行了描述,212 条描述有瘙痒,77 条描述了皮疹发生在屈侧皱褶处,提及慢性病程或复发性者 74 条。

条文源于 54 本不同的古籍,其中有 13 本古籍均包含有一条可能是特应性皮炎的条文。另外 41 本古籍均包含了 2 条以上可能是特应性皮炎的条文,其中有 3 本古籍均包含有 22 条条文,分别是《医宗金鉴·外科心法要诀》(1742)、《彤园医书》(1796)、《外科备要》(1904);其余书籍包括《医学入门》(1575)(15 条)、《太平圣惠方》(992)(13 条)、《校注妇人良方》(1558)(10 条)、《普济方》(1406)(10 条)。

中药相关条文中,判断为很可能是特应性皮炎的条文中,均描述了皮疹或者皮肤干燥,77 条条文描述了瘙痒,51 条描述了病程的慢性或复发性的特征,42条描述了发病部位。

最早记录特应性皮炎的官方术语"四弯风"源于清代的《外科大成》,四弯风的条文数目少于浸淫疮,10条中有3条信息不足,其余7条均判断为很可能是特应性皮炎,其中5条描述了全部的4个特征:瘙痒、皮疹、发病部位以及慢性复发性的特征。

1. 治疗相关条文的朝代分布情况

大多数纳入的条文来自明代和清代的书籍(87.1%)(表3-2)。最早描述治疗的条文来源于葛洪《肘后备急方》(约363),这一条文是通过"浸淫疮"检索到的,这个术语使用历史较长,直到民国时期尚见于书籍《鲟溪秘传简验方》(1918)。最近的条文来自何廉臣编著的《增订通俗伤寒论》(1929),是通过"血风疮"这一术语检索到的。目前官方确定的术语四弯风这一检索词来源于清代,所检索到的条文均判断为很可能。来源于民国时期的条目是通过"血风疮""胎癣"检索到的。

表3-2 中药治疗条文的朝代分布

朝代	条文数目
唐代以前(618前)	2
唐朝唐五代(618—960)	2
宋金时期(961—1271)	28
元代(1272—1368)	0
明朝(1369—1644)	90
清朝(1645—1911)	146
民国(1912—1949)	3
总计	271

2. 常用中药和方剂

可能或者是很可能是特应性皮炎的271条条文中,其中268条条文涉及了中药治疗;约2/3的条文(167条,62.3%)描述了中药外用治疗;97条(36.2%)描述了口服中药治疗;4条条文(1.5%)既包含内服也包含外用。对可能(包括可能和很可能)是特应性皮炎的条文中使用的方剂和中药频次进行了汇总分析,另外又对很可能是特应性皮炎的条文中使用的方剂和中药频次进行了单独分析。

（1）"可能是特应性皮炎"条文中的高频方剂

表3-3列出了10个最常用的处方。最常用的内服处方是消风散（13条），最常用的外用处方是润肌膏（8条）。

表3-3　"可能是特应性皮炎"条文中的高频方剂

口服方剂			外用方剂		
方名	条文数	药物组成	方名	条文数	药物组成
消风散	13	荆芥,防风,当归,生地黄,苦参,苍术,蝉蜕,石膏,知母,木通,胡麻仁,牛蒡子,甘草	润肌膏	8	香油,奶酥油,当归,紫草,黄蜡
当归饮子	9	当归,白芍,川芎,生地黄,防风,荆芥,黄芪,甘草,何首乌,蒺藜	黄连膏	5	黄连,当归尾,生地黄,黄柏,姜黄,黄蜡
归脾汤	8	人参,白术,茯苓,黄芪,当归,远志,木香,甘草,酸枣仁,龙眼肉	青蛤散	5	白胶香,蛤粉,青黛
小柴胡汤	5	柴胡,黄芩,半夏,人参,甘草,生姜,大枣	雄黄解毒散	5	雄黄,寒水石,白矾
加味逍遥散	5	当归,芍药,柴胡,茯苓,白术,甘草,牡丹皮,山栀			
皂角苦参丸	5	苦参,荆芥,白芷,大风子肉,防风,大皂角,川芎,当归,何首乌,大胡麻,枸杞子,牛蒡子,威灵仙,全蝎,白附子,蒺藜,独活,川牛膝,草乌,苍术,连翘,天麻,蔓荆子,羌活,青风藤,甘草,杜仲,白花蛇,砂仁,人参			

（2）"可能是特应性皮炎"条文中的高频中药

中药治疗的条文中，涉及231味不同的内服外用中药。其中内服中药123味，使用频率最高的是甘草（83条），其次为当归（72条）、防风（40条）、白芍（36条）、生地黄（36条）。外用中药156味，使用频率较高的药物分别是黄柏

(29条)、轻粉(29条)、白矾(26条)、麻油(23条)(表3-4)。此外,有些条文中的中药作为内服药物的同时也兼外用,如当归、白芍、甘草等药物。

表3-4 "可能是特应性皮炎"条文中的高频中药

口服中药		外用中药	
中药名	条文数	中药名	条文数
甘草	83	黄柏	29
当归	72	轻粉	29
防风	40	白矾	26
白芍	36	麻油	23
生地黄	36	当归	18
荆芥	32	雄黄	18
人参	31	黄连	15
白术	30	黄蜡	14
川芎	28	甘草	11
茯苓	28	胡粉	9
苍术	26	硫黄	9
苦参	26	黄丹	8
牛蒡子	26	马齿苋	8
柴胡	24	猪脂	8
黄芪	24	紫草	8
生姜	21	寒水石	7
蒺藜	20	鸡冠血	7
胡麻仁	20	鲫鱼	7
熟地黄	20		

(3)"很可能是特应性皮炎"条文中的高频方剂

判断为很可能是特应性皮炎的80条条文中,其中51条描述了外用中药治疗,27条描述了内服中药治疗,2条条文描述了内服兼外用,但是没有具体列出中药名。

判断为很可能是特应性皮炎条文中的高频方剂中,内服外用频率最高的处方与可能是特应性皮炎条文中的高频方剂相同。分别为消风散(8条)和润肌膏(7 条)(表 3-5)。

表 3-5 "很可能是特应性皮炎"条文中的高频方剂

口服方剂			外用方剂		
方名	条文数	药物组成	方名	条文数	药物组成
消风散	8	荆芥,防风,当归,生地黄,苦参,苍术,蝉蜕,石膏,知母,木通,胡麻仁,牛蒡子,甘草	润肌膏	7	香油,奶酥油,当归,紫草,黄蜡
皂角苦参丸	4	苦参,荆芥,白芷,大风子肉,防风,大皂角,川芎,当归,何首乌,大胡麻,枸杞子,牛蒡子,威灵仙,全蝎,白附子,蒺藜,独活,川牛膝,草乌,苍术,连翘,天麻,蔓荆子,羌活,青风藤,甘草,杜仲,白花蛇,砂仁,人参	二味拔毒散	3	雄黄,白矾
地黄饮	3	生地黄,熟地,何首乌,当归,牡丹皮,黑参,蒺藜,僵蚕,红花,甘草	黄连膏	3	黄连,当归尾,生地黄,黄柏,姜黄,黄蜡
防风通圣散	3	防风,当归,白芍,芒硝,大黄,连翘,桔梗,川芎,石膏,黄芩,薄荷,麻黄,滑石,荆芥,白术,山栀子,甘草,枳壳,蝉蜕	解毒雄黄散	3	雄黄,硫黄
消风导赤汤	3	生地黄,赤芍,牛蒡子,白鲜皮,银花,薄荷,木通,黄连,甘草	三妙散	3	槟榔,苍术,黄柏
			五福化毒丹	3	黑参,赤茯苓,桔梗,牙硝,青黛,黄连,龙胆草,甘草,人参,朱砂,冰片
			乌云膏	3	松香末,硫黄,香油
			雄黄解毒散	3	雄黄,寒水石,白矾

(4)"很可能是特应性皮炎"条文中的高频中药

在很可能是特应性皮炎条文中的高频中药中,内服药物中甘草(26条)、当归(20条)、防风(16条)的使用频率最高,与可能是特应性皮炎条文中的高频中药结果相似。

判断为很可能是特应性皮炎的51个条文中包含了57味不同的外用中药,使用频率最高的是麻油(15条)(表3-6)。

表3-6 "很可能是特应性皮炎"条文中的高频中药

口服中药		外用中药	
中药名	条文数	中药名	条文数
甘草	26	麻油	15
当归	20	当归	12
防风	16	黄柏	10
荆芥	15	白矾	9
牛蒡子	15	雄黄	9
生地黄	13	黄蜡	8
苍术	12	紫草	7
胡麻仁	12	猪脂	7
苦参	12	硫黄	6
石膏	11	苍术	5
蝉蜕	10	轻粉	5
桔梗	10	寒水石	4
川芎	9	黄连	4
知母	8	姜黄	4
蒺藜	7	人乳汁	4
何首乌	7	槟榔	3
连翘	7	大黄	3
木通	7	大麦	3
玄参	7	甘草	3
		生地黄	3
		松香	3

3. 中药疗法讨论

判断为可能或者很可能是特应性皮炎的条文中所用的消风散、防风通圣散、当归饮子一直沿用至今,与现代指南中推荐的处方相符合;判断为很可能是特应性皮炎的条文中也使用消风导赤散、地黄饮,这2个处方分别与消风散、当归饮子的药物组成、功能主治非常相近,临床医师可根据实际情况灵活加减应用。很可能是特应性皮炎条文中皂角苦参丸的使用频率较高,但在现代临床实践中并未使用,处方中草乌、大风子、白附子、大皂角、全蝎均有不同程度的毒性,这可能是现代临床实践中未使用的重要原因之一。

古籍中判断为可能是特应性皮炎的条文中使用了小柴胡汤、加味逍遥散、归脾汤,判断为很可能是特应性皮炎的条文中则未出现。其中小柴胡汤、加味逍遥散两个处方均有疏肝之功,有文献报道了日本汉方中使用加味逍遥散、小柴胡汤治疗特应性皮炎有效,以上2个处方的疗效值得进一步研究。归脾汤在现代文献中未见报道用来治疗特应性皮炎。

古籍中内服治疗药物中,甘草、当归、防风是使用频率最高的中药,这一结果与现代特应性皮炎文献研究结果大致相同。

古籍中治疗特应性皮炎的外用处方或相关制剂在临床上未见应用,外用处方中使用频率最高的是润肌膏,具有养血润肤的功效,其滋润肌肤的功效与现代医学认识的特应性皮炎皮肤屏障功能异常,治疗上首先强调润肤保湿的理念一致。古籍中的外用中药如黄柏、马齿苋、青黛、紫草、甘草在临床实践中也常使用,其中许多制剂均采用频数较高的中药麻油为主要辅料,与临床实践中推荐使用的制剂黄柏霜(洗液)、紫草油、黄连油(软膏)、青黛油等一致。

(五)中医其他疗法

古籍中有3条条文记载了砭石疗法,条文均出自明清年代,都是通过"血风疮"这一术语检索到的。3条条文中2条判断为很可能是特应性皮炎,1条判断为可能是特应性皮炎。其中《外科正宗》(1617)有最早记载:"年久紫黑坚硬,气血不行者,用针砭去黑血,以解郁毒。"治疗的具体细节内容未描述。

五、古籍研究小结

古籍中与特应性皮炎较为一致的病名包括奶癣、胎癥疮、四弯风、粟疮。在病因病机方面,强调胎毒、遗热是特应性皮炎发病的基础,且内与肺、脾、心密切相关,外与风、湿、热邪有关,所记载的病因病机与目前的临床实践指南和教科书大致相同。

古籍中治疗特应性皮炎的消风散、当归饮子、防风通圣散一直沿用至今,也是现代指南中推荐的处方,其中消风散的使用频率最高;加味逍遥散和小柴胡汤在古籍中可能是特应性皮炎的条文中使用频率相对较高,指南中未推荐,日本汉方中报道其有效,因此加味逍遥散和小柴胡汤治疗特应性皮炎的临床疗效值得进一步研究。外用处方中使用频率最高的是润肌膏,具有养血润肤的功效,与实践指南中强调的润肤保湿理念一致。

除了中药外,古籍中很少见到针灸和其他疗法治疗特应性皮炎类似疾病的记载。

参 考 文 献

1. NEEDHAM J, LU G, SIVIN N. Science and civilisation in China [J]. Cambridge: Cambridge University Press, 2000.
2. 黄楚君,蔡坚雄,刘炽,等.特应性皮炎古籍文献的内容评析 [J]. 时珍国医国药, 2011, 22 (6): 1492-1494.
3. 国家中医药管理局.中医病证诊断疗效标准 [S]. 南京:南京大学出版社, 1994.
4. 刘炽.中医皮肤病症状鉴别诊断与治疗 [M]. 北京:科学出版社, 2015.
5. 顾伯华.中医外科学 [M]. 北京:人民卫生出版社, 1987.
6. 赵尚华.中医外科学 [M]. 北京:人民卫生出版社, 2002.
7. MAY B, LU Y, LU C, et al. Systematic assessment of the representativeness of published collections of the traditional literature on chinese medicine [J]. J Altern Complement Med, 2013, 19 (5): 403-409.
8. 张冰,梁碧欣,吴元胜,等.基于数据挖掘技术的特应性皮炎辨治规律分析 [J]. 中华中医药学刊, 2014, 32 (5): 1029-1031.

第四章 临床研究证据评价方法

导语：通过电子数据库检索确定中医药治疗特应性皮炎的临床研究，对符合纳入标准的研究采用标准化的方法进行评价。本章主要介绍了中医药治疗特应性皮炎安全性和有效性评价的方法。

中医药应用于特应性皮炎的治疗已经很多年，现代文献描述的治疗方法包括中药和针灸疗法，均来源于古籍。9 项系统评价客观评价了中医治疗特应性皮炎的有效性和安全性，其中 8 项为中药，1 项为针灸，这些综述在相关章节均有描述。

本章节描述了中医药治疗特应性皮炎的临床证据评价方法，特别是临床试验的有效性和安全性评价的方法。特应性皮炎的中医药干预措施分类如下：

- 第五章为中草药
- 第七章为针刺与相关疗法
- 第八章为其他中医疗法
- 第九章为中医综合疗法

由专门的工作小组完成文献检索和质量评价，分别对随机对照试验（RCT）、非随机对照试验（CCT）、无对照研究（NCS）进行了详细评价。随机对照试验和非随机对照试验使用了相同的评价方法，但对这两种类型的研究结果分别进行了描述。NCS 的研究证据较难评估，故仅对 NCS 的研究特征、干预措施和不良事件等进行了详细的阐述和总结。在每章所附的参考文献中，每个纳入研究均以字母和数字的组合来表示。例如：中草药研究用 H 表示，如 H1，H2，H3⋯⋯；针刺及相关研究用 A 表示，如 A1，A2，A3⋯⋯；中医其他疗法用

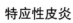
O 表示,如 O1,O2,O3……; 中医综合疗法用 C 表示,如 C1,C2,C3……。

一、检索策略

参考 Cochrane 系统评价手册的方法全面检索中英文数据库。英文数据库包括 PubMed、Embase、CINAHL、CENTRAL(包括 Cochrane 图书馆)、AMED; 中文数据库包括中国生物医学文献数据库(CBM)、中国知网(CNKI)、维普中文生物医学期刊(CMJD)和万方医学网。检索数据库自收录起始时间至 2017 年 1 月止的文献,未设任何限定条件,主题词及关键词(如适用)均作为检索词进行检索。

为了对文献进行全面搜索,根据研究设计(综述、对照试验、非对照研究)进行搜索。检索 3 种干预措施(中医药治疗、针灸、相关疗法和其他中医药疗法)并最终生成以下 9 种检索式:

- 中药治疗 AD 的综述;
- 中药治疗 AD 的随机对照试验(RCT)或非随机对照试验(CCT);
- 中药治疗 AD 的无对照研究(NCS);
- 针灸及相关疗法治疗 AD 的综述;
- 针灸及相关疗法治疗 AD 的随机对照试验(RCT)或非随机对照试验(CCT);
- 针灸及相关疗法治疗 AD 的无对照研究(NCS);
- 其他中医疗法治疗 AD 的综述;
- 其他中医疗法治疗 AD 的随机对照试验(RCT)或非随机对照试验(CCT);
- 其他中医疗法治疗 AD 的无对照研究(NCS)。

中医综合疗法也包含于上述检索之内。除电子数据库,我们还查阅了检出的系统评价和纳入研究的参考文献部分,明确试验进展情况(正在进行或已完成),并在必要时联系试验研究人员以获取相关信息。检索的临床试验注册中心包括澳大利亚 - 新西兰临床试验注册中心(ANZCTR)、中国临床试验注册中心(ChiCTR)、欧洲临床试验注册中心(EU-CTR)、美国临床试验注册网站(ClinicalTrials.gov)。

如果需要,联系试验研究者以获得进一步的信息,首先通过电子邮件或电话联系试验研究者,如果没有回复,两周后再次联系。在一个月后没有收到任何答复,任何未知的信息被标记为不可用。

二、文献纳入标准

研究对象:医生诊断为特应性皮炎或特应性湿疹的患者,诊断标准可以是英国工作组诊断标准,Hanifin & Rajka 诊断标准,或其他诊断标准。

干预措施:中医药干预(表 4-1)。

对照措施:对照组为安慰剂、空白或者临床实践中推荐的常规药物。

结果指标:研究报告至少有一个预设的结局指标(表 4-2)。

表 4-1　纳入证据评价的中医疗法

类别	干预措施
中草药(CHM)	中药内服、中药外用、中药穴位注射、中药静脉注射
针刺及相关疗法	针刺、穴位按压、耳针、耳豆、电针、激光针灸、艾灸、经皮电神经刺激、梅花针
其他中医疗法	推拿、拔罐、气功、太极、食疗
中医综合疗法	综合疗法被定义为两种或两种以上不同类别的中医干预疗法,如中草药加针灸,或中草药加气功

三、文献排除标准

研究对象:非特应性皮炎患者。

干预措施:中医药以外的任何干预措施。

对照措施:对照药物为中医药,或者不是临床实践指南推荐的常规治疗。

结局指标:使用除表 4-2 之外的标准或有效率。

四、疗效评价指标

根据现有的资料,包括 HOME 团队(Harmonizing Outcome Measures for

Eczema)的专家共识,对选择纳入的评价指标经过专家咨询并确认。评价指标分为六类:临床医生报告的体征,患者报告的症状,对本病的长期控制,生活质量,治疗有效率和不良事件(表4-2)。

表4-2 拟纳入的疗效评价指标

结果类别	结局指标	评分	改善方向
临床医生报告的体征	1. EASI	0~72	↓
	2. SCORAD	0~103	↓
	3. SASSAD	0~108	↓
	4. TIS	0~9	↓
	5. IGA	0~5*	↓
	6. Rajka and Langeland 评分	3~9	↓
	7. TEWL	NA	–
	8. 其他临床医生报告的体征	NA	–
患者报告的症状	1. POEM	0~28 分	↓
	2. PO-SCORAD	0~103 分	↓
	3. SA-EASI	0~96 分	↓
	4. ADQ	0~70 分	↓
	5. NESS	3~15 分	↓
	6. ISS	0~21 分	↓
	7. 其他:如睡眠障碍	NA	–
对本病的长期控制	1. 复发	复发病例数	↓
	2. 复发的时间间隔	时间长度	↑
	3. 其他对病情长期控制的评价	NA	–
生活质量	1. QoLIAD	0~25 分	↓
	2. Skindex-29	0~100 分	↓
	3. DLQI	0~30 分	↓
	4. CDLQI	0~30 分	↓
	5. SF-36	0~100 分	↑
	6. EQ-5D	详见相关文章	–

续表

结果类别	结局指标	评分	改善方向
有效率	有效率	有效的病例比例	↑
不良事件	不良事件的数量和类型		−

注:*IGA 为研究者整体评价,存在不同的条目和评分范围,RCT 中最常用的是 6 分制。

EASI 为湿疹面积及严重度指数;SCORAD 为特应性皮炎积分;SASSAD 为"六六"评分法;TIS 为三项严重程度评分;TEWL 为经表皮水分丢失;POEM 为湿疹严重程度自我评价;PO-SCORAD 为 SCORAD 自我评估;SA-EASI 为 EASI 自我评估;ADQ 为特应性皮炎快速评分;NESS 为 Nottinghan 湿疹严重程度评分法;ISS 为瘙痒严重程度量表;QoLIAD 为特应性皮炎生活质量指数;DLQI 为皮肤病生活质量指数;CDLQI 为儿童皮肤病生活质量指数;SF-36 为健康调查简表;EQ-5D 为欧洲五维健康量表;NA 表示不适用。

1. 临床医师报告的体征

临床医生对患者体征的评估往往集中在评价病情的严重程度。目前有超过 20 种工具来评价特应性皮炎病情的严重程度。1985 年至 2010 年间 RCTs 最常使用工具包括特应性皮炎积分(SCORAD)、湿疹面积及严重度指数(EASI)、研究者整体评价(IGA)、"六六"评分法(SASSAD)。SCORAD 积分有三个组成部分:①皮损范围;②皮损严重程度,包括红斑、水肿或丘疹、渗出 / 结痂、抓痕 / 表皮剥脱、苔藓化、皮肤干燥(评价未受累皮肤);③瘙痒和睡眠影响程度。三部分评分加起来计算总分,从 SCORAD 积分中去除主观症状评分(瘙痒和睡眠影响程度),剩余部分为客观 SCORAD 积分。

EASI 根据不同部位(头颈、上肢、躯干、下肢)皮损症状(红斑、水肿 / 丘疹、剥脱和苔藓样变)严重程度,所占面积的大小再结合成人、儿童各部位面积占全身面积的比例综合积分。IGA 是医师对患者全身情况的总体评价,文献回顾中临床试验采用的 IGA 有不同的形式,条文与评分范围略有变化,其中评分为 0~5 分的方法在临床试验中得到了广泛的应用,其中 0 为无皮损,5 为非常严重。"六六"评分法,即六区域六体征评分法(SASSAD),研究发现这一量表是评价病情严重程度最常用方法。六个区域包括:臂、手、腿、足、头颈和躯干;六种皮损为红斑、渗出、抓痕 / 表皮剥脱、干燥、皲裂及苔藓样变;皮疹严重程度评分为 0~3 分,共 4 级。

三项严重程度评分(TIS),是在临床实践中用于测量疾病严重程度的简短量表。评价时选择最具代表性的皮损,进一步评价红斑、水肿/丘疹、表皮剥脱,每项 0~3 分,此评分特别适合临床医师在日常临床工作中应用,也可用于临床试验的初筛。Rajka 和 Langaland 提出的特应性皮炎严重程度积分分级法评估了皮损面积、皮损的缓解程度和瘙痒程度,每项指标 1~3 分,相加后计算总分,最高为 9 分。3 或 4 分为轻度,4.5 至 7.5 分表示中度严重,8 或 9 分表示严重。

另一个用于评估特应性皮炎的结局指标是经表皮水分丢失(TEWL)。这个指标测量了通过皮肤的水扩散量,并用作皮肤屏障功能的指标。

2. 患者报告的症状

HOME 团队提出湿疹严重程度自我评价(POEM)是评价湿疹症状的首选指标。POEM 是 5 分制(基于天数),评估皮肤干燥、瘙痒、剥落、破裂、出血、渗出和睡眠障碍症状的频率。以患者为导向的特应性皮炎指数(PO-SCOAD)允许特应性皮炎患者自我评估,且已证明患者很容易自我完成。PO-SCORAD 被证明与 SCORAD 有很好的相关性。

另一种自我评估症状的方法是 EASI 自我评估(SA-EASI)。SA-EASI 可以由照顾者完成,并通过皮肤红肿、肥厚、干燥、瘙痒和划痕的平均病变测量疾病严重程度(基于体表面积)和视觉模拟评分(VAS)。根据患者的年龄和病变的急性/慢性表现来计算分数。瘙痒评分不包括在总分中。

特应性皮炎快速评分(ADQ)用于评估头部、颈部、躯干、手臂、手、腿和脚皮肤病变的严重程度。单项评分 0~6 分,并对每个身体区域的分数进行相加以得到总分。评估瘙痒严重程度的得分与上述身体部位相一致。皮肤病变和瘙痒严重程度的得分相加得到总分。

Nottinghan 湿疹严重程度评分法(NESS)是根据 Rajka 和 Langeland 开发的,用于进行调整的同时评估特应性皮炎的程度、强度和频率的结局指标。瘙痒严重程度量表(ISS)用于评估体表的瘙痒频率、持续时间、模式,瘙痒强度评估采用 5 分制的 Likert scale 和 VAS 量表,囊括瘙痒感觉、治疗现状及疗效,以及对生活各个方面的影响,包括睡眠、饮食、性欲和功能。

3. 对本病的长期控制

长期控制是特应性皮炎的一个重要结局指标,但是目前还没有关于应该如何测量的共识。在临床研究中采用的方法包括评估复发率和监测复发症状的时间。

4. 生活质量

特应性皮炎患者的生理和心理负担是相当大的。虽然评估健康相关生活质量(HRQOL)很重要,但是目前还没有关于应该如何测量的共识。评价HRQoL 的一个量表是特应性皮炎生活质量指数(QoLIAD)。QoLIAD 是一个25 项问题的问卷,评价特应性皮炎皮损对生活质量的影响。

其他用于评估皮肤病 HRQoL 的量表还包括皮肤病生活质量指数(DLQI)、儿童皮肤病生活质量指数(CDLQI)和皮肤指数(Skindex)。DLQI 采用四分制评估特应性皮炎患者对症状和感觉、日常活动、休闲、学校或工作、个人关系以及治疗的影响。CDLQI 也是采用四分制,但有关成人活动,如购物或照看家庭的问题被替换为关于友谊、戏凌 / 欺凌和睡眠的问题。Skindex 量表包含 29 个和 16 个条目的不同版本,评分主要涉及症状、情感和功能,总得分为 0~100 分。

两个常用的问卷包含 36 个条目的健康状况调查问卷(SF-36)和欧洲五维健康量表(EQ-5D)。SF-36 包括 36 个问题,涉及八个维度:生理功能、生理职能、情感职能、躯体疼痛、总体健康、生命活力、社会功能和心理健康。EQ-5D 由五维度测量表和直观式健康量表(VAS)构成,其中五维度测量包括5 个问题:行动能力、自己照顾自己的能力、日常活动能力、疼痛或者不舒服、焦虑或抑郁;每个维度分三个水平:没有任何困难、有些困难、有极度困难,分数越高,问题越严重。直观式健康量表采用一个 0~100 分的垂直的视觉刻度尺来评价总体健康状态,分数越高,意味着身体状况越好。

5. 治疗有效率

有效率是对症状变化进行全面评估的结果。我们参照了《中医病证诊断疗效标准》(1994)、《中药新药临床研究指导原则(试行)》(2002)进行疗效评定:

治愈:皮疹消退,或残留色素沉着或减退斑。

好转:皮损变薄变淡,消退 30% 以上,瘙痒减轻。

未愈:皮损消退不足 30%。

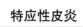

统计"治愈"或"好转"的人数确定有效率,并对这些结果进行分析。

《中药新药临床研究指导原则(试行)》(2002)描述了确定有效率的三种方法。第一种方法是综合疗效评价,以瘙痒程度、皮损分布、病期加权系数和化验检查的总积分计算出疗效率,分 4 级判定。

计算公式为:[(治疗前积分 – 治疗后积分)/ 治疗前积分] × 100%。在这个计算中使用的得分是四个因素的全面评估:瘙痒严重程度,皮疹分布,急性 / 慢性期和实验室检查。用于确定治疗有效率的标准是:

- 临床治愈:皮损全部消退,症状消失,化验指标正常,积分值减少 ≥95%。
- 显效:皮损大部分消退,症状明显减轻,或实验指标接近正常,70% ≤ 积分值减少 <95%。
- 有效:皮损部分消退,症状有所改善,50% ≤ 积分值减少 <70%。
- 无效:皮损消退不明显,症状未见减轻或反见恶化。积分值减少不足 50%。

第二种方法评估两种个体症状:瘙痒和皮肤损伤面积。评估瘙痒变化的标准是:

- 痊愈:完全不痒。
- 显效:评分等级降低 2 级。
- 有效:评分等级降低 1 级。
- 无效:评分等级未下降或加重。

评估皮疹面积的标准是:

- 痊愈:完全恢复正常皮肤,或仅遗留色素沉着。
- 显效:70% ≤ 皮肤面积(或个数)<100%。
- 有效:50% ≤ 皮肤面积(或个数)<70%。
- 无效:皮肤面积(或个数)缩小 <50%,或反见扩大。

第三种方法是中医证候疗效判定标准,该方法不包括在评估中。

6. 不良事件

不良事件是皮肤病的一个重要评价指标,往往一些药物治疗与增加的不良事件相关。有关不良事件的性质和数量的信息将在研究中提到。

五、偏倚风险评估

偏倚是导致研究结果偏离真实值的现象,存在于临床试验的每个阶段,主要分为五种:选择性偏倚、实施偏倚、随访偏倚、测量偏倚和报告偏倚。我们采用 Cochrane 协作网偏倚风险评估工具对随机对照试验进行方法学质量评价,该评价分为几个部分:随机序列生成、分配方案隐藏、受试者设盲、研究人员设盲、结局评价者设盲、结果数据的完整性和选择性报告研究结果。每个部分根据偏倚风险评估工具的评价标准做出"低风险""高风险""不清楚"的判断。其中,低风险代表存在偏倚的可能性很小;高风险则代表存在明显的偏倚,可严重削弱我们对研究结果的信心;不清楚表示根据研究提供的信息,不能判断是否存在潜在偏倚,结果可能令人怀疑。偏倚风险评估分别由两名研究人员独立评价,不一致处通过讨论或咨询第三方解决。

偏倚风险评估内容具体包括以下六个方面:

● 随机序列的产生:详细描述随机分配序列产生的方法,以便评估不同分配组之间是否具有可比性。低风险包括随机使用随机数字表、计算机统计软件产生随机数字等;高风险则指以奇数 / 偶数,甚至生日或入院日期等非随机序列进行分组。

● 分配方案的隐藏:详细描述隐藏随机分配方案的方法,确定干预措施的分配方法在纳入时或研究期间是否被预知。低风险包括中央随机化、密封信封等;高风险包括根据开放的随机序列或出生日期进行分组等。

● 对受试者和试验人员实施盲法:描述所有对受试者和试验人员施盲的方法,此外,必须判断研究提供的盲法细节的有效性。若从细节中可确定对受试者和试验人员实施了盲法,则判断为低风险;若未设置盲法或盲法设置不当,则判为高风险。

● 对结局评价者设盲:描述所有对结局评价者施盲的方法,此外,必须判断研究提供的盲法细节的有效性。若从细节中可确定对结局评价者实施了盲法,则判断为低风险;若未设置盲法或盲法设置不当,则判为高风险。

● 不完全结局数据:描述每个主要结局指标结果数据的完整性,包括失访、排除分析的数据以及相关的原因。若无缺失数据、缺失数据原因与真实结局不相关、组间缺失均衡或原因相似，则判为低风险；若为不明原因的数据缺失则判为高风险。

● 选择性结局报告：参考研究计划或报告中预先设定的结局指标。如果文章报告了研究方案中设定的结局指标，或报告了所有预先设定的结局指标，则被评为低风险；若没有完整报告研究方案中预先设定的结局指标，或一个 / 多个主要结局指标不是按预先设定的方案报告，则被评为高风险。

六、数据分析

采用描述性统计方法对纳入研究的中医证候、中药方剂、单味药、穴位的频率进行分析。如果有两篇以上研究报告了中医证候，则进行频率分析；若两篇以上研究报告了中药方剂及单味药，则分析使用频率最高的前 20 种方剂及单味药；若两篇以上研究报告了具体穴位，则分析出使用频率最高的 10 个穴位（如果达到 10 个）。由于数据来源有限，本章节报告的单一中医证候或单个穴位的使用情况仅为读者提供参考。

词汇表中描述了统计测试和结果的定义。二分类变量以相对危险度（RR）的 95% 置信区间（95% CI）表示，连续性变量以均数差（MD）或标准化均数差（SMD）的 95% CI 表示。对于二分类变量，当 RR 大于 1 或小于 1 且 95% CI 的上、下两个值大于 1 或都小于 1 时，这表明可以 95% 确定各组之间存在差异，并且真实效应在置信区间（CI）内，说明组间存在"显著差异"。对于连续数据，当 MD 大于 0 且 95% CI 的上、下两个值都大于 0 时，表示组之间存在"显著差异"。反向同样如此。对于所有的分析，已报道的 RR 或 MD 和 95% CI，以及公式测验，均使用 I^2 统计法进行异质性检验。I^2 大于 50% 则表明异质性高（Higgins 2011）。为了探索潜在异质性来源，我们对随机序列产生为低风险的研究进行了敏感性分析。此外，如果条件允许，还将对对照药物、疗程、纳入患者病情严重程度等进行亚组分析。所有纳入研究采用随机效应模型进行分析。随机效应模型考虑了纳入的研究组内及组间可能的临床异质性，以及纳入研究之间在治疗效果方面的变异。

七、GRADE 评价

采用 GRADE（Grading of Recommendation Assessment，Development and Evaluation）系统对证据质量进行汇总。GRADE 评价结果以结果总结（summary of finding，SoF）的形式呈现。

成立由系统评价专业人员、中医临床医师、中西医结合医师、西医临床医师、方法学家和统计学家等组成的专家小组来评价证据质量，评估内容的组成来自治疗组重要的干预措施（例如：中药、针灸）、规范的对照措施、重要的结局指标等。基于专家意见后和后续的讨论达成共识，形成最后的结果总结表。

GRADE 系统从以下五个方面对证据质量进行评价：

- 研究设计的局限性（偏倚风险评估）
- 结果的不一致性（难以解释的异质性）
- 证据的间接性（包括研究间的干预措施、人群、对照措施、预期结局是否存在间接性）
- 不精确性（结果的不确定性）
- 发表偏倚（选择性发表偏倚）

上述因素如果有一个出现，则会降低结局指标证据质量相应等级。此外，GRADE 评价法还有 3 个增加对效应把握度的升级因素，即很大的效应量、存在剂量 - 效应关系、可能的混杂因素的效果，但它们多用于观察性研究，例如：队列研究、病例 - 对照研究、自身前后对照研究、时间序列研究等。由于本专著仅对纳入的 RCT 研究进行了 GRADE 评价，因此无须评价这些升级因素。

我们采用了 GRADE 系统，基于可获得的文献证据对特应性皮炎的关键和重要的结局的证据强度和结果进行了汇总。从上述五个方面来评价每一结局的证据质量。由于不同国家和地区中医临床实践实际情况存在较大差异，汇总表不包含推荐治疗方案。读者可根据当地医疗情况对证据进行解释。GRADE 证据质量等级分为四级：

- 高质量：我们非常确信真实的效应值接近估计值。

● 中等质量:我们对效应估计值有中等程度的信心,真实值有可能接近估计值,但仍存在两者很不相同的可能性。

● 低质量:我们对效应估计值的确信程度有限,真实值可能与估计值大不相同。

● 极低质量:我们对效应估计值几乎没有信心,真实值很可能与估计值大不相同。

参 考 文 献

1. HIGGINS J P T, GREEN S, editors. Cochrane Handbook for Systematic Reviews of Interventions Version 5. 1. 0 [updated March 2011]. The Cochrane Collaboration, 2011.

2. WILLIAMS H C, BURNEY P G, HAY R J, et al. The U. K. Working Party's Diagnostic Criteria for Atopic Dermatitis. I. Derivation of a minimum set of discriminators for atopic dermatitis [J]. The British Journal of Dermatology, 1994, 131 (3): 383-396.

3. HANIFIN J, RAJKA G. Diagnostic features of atopic eczema [J]. Acta Dermatol Venereol, 1980, 92: 44-47.

4. EICHENFIELD L F, TOM W L, BERGER TG, et al. Guidelines of care for the management of atopic dermatitis: section 2. Management and treatment of atopic dermatitis with topical therapies [J]. Journal of the American Academy of Dermatology, 2014, 71 (1): 116-132.

5. SIDBURY R, DAVIS D M, COHEN D E, et al. Guidelines of care for the management of atopic dermatitis: section 3. Management and treatment with phototherapy and systemic agents [J]. Journal of the American Academy of Dermatology, 2014, 71 (2): 327-349.

6. SIDBURY R, TOM W L, BERGMAN J N, et al. Guidelines of care for the management of atopic dermatitis: section 4. Prevention of disease flares and use of adjunctive therapies and approaches [J]. Journal of the American Academy of Dermatology, 2014, 71 (6): 1218-1233.

7. KATAYAMA I, KOHNO Y, AKIYAMA K, et al. Japanese Guideline for Atopic Dermatitis 2014 [J]. Allergology International: Official Journal of the Japanese Society of Allergology, 2014, 63 (3): 377-398.

8. RUBEL D, THIRUMOORTHY T, SOEBARYO R W, et al. Consensus guidelines for the management of atopic dermatitis: an Asia-Pacific perspective [J]. The Journal of Dermatology, 2013, 40 (3): 160-171.

9. SAEKI H, NAKAHARA T, TANAKA A, et al. Clinical Practice Guidelines for the Management of Atopic Dermatitis 2016 [J]. The Journal of Dermatology, 2016, 43 (10): 1117-1145.

10. WERFEL T, HERATIZADEH A, ABERER W, et al. S2k guideline on diagnosis and treatment of atopic dermatitis—short version [J]. Journal of the German Society of Dermatology, 2016, 14 (1): 92-106.

11. CHALMERS J R, SIMPSON E, APFELBACHER CJ, et al. Report from the fourth international consensus meeting to harmonize core outcome measures for atopic eczema/

dermatitis clinical trials (HOME initiative)[J]. The British Journal of Dermatology, 2016, 175 (1): 69-79.

12. TOFTE S, GRAEBER M, CHERILL R, et al. Eczema area and severity index (EASI): a new tool to evaluate atopic dermatitis [J]. J Eur Acad Dermatol Venereol, 1998, 11: S197.

13. STALDER J F, TAIEB A, ATHERTON D J. Severity scoring of atopic dermatitis: the SCORAD index. Consensus Report of the European Task Force on Atopic Dermatitis [J]. Dermatology, 1993, 186 (1): 23-31.

14. BERTH-JONES J. Six area, six sign atopic dermatitis (SASSAD) severity score: a simple system for monitoring disease activity in atopic dermatitis [J]. The British Journal of Dermatology, 1996, 135 (Suppl 48): 25-30.

15. WO LKERSTORFER A, DE WAARD VAN DER SPEK F B, GLAZENBURG E J, et al. Scoring the severity of atopic dermatitis: three item severity score as a rough system for daily practice and as a pre-screening tool for studies [J]. Acta Derm Venereol, 1999, 79 (5): 356-359.

16. RAJKA G, LANGELAND T. Grading of the severity of atopic dermatitis [J]. Acta Derm Venereol (Suppl), 1989, 144: 13-14.

17. CHARMAN C R, VENN A J, WILLIAMS H C. The patient-oriented eczema measure: development and initial validation of a new tool for measuring atopic eczema severity from the patients'perspective [J]. Archives of Dermatology, 2004, 140 (12): 1513-1519.

18. STALDER J F, BARBAROT S, WOLLENBERG A, et al. Patient-oriented SCORAD (PO-SCORAD): a new self-assessment scale in atopic dermatitis validated in Europe [J]. Allergy, 2011, 66 (8): 1114-1121.

19. HOUSMAN T S, PATEL M J, CAMACHO F, et al. Use of the Self-Administered Eczema Area and Severity Index by parent caregivers: results of a validation study [J]. The British Journal of Dermatology, 2002, 147 (6): 1192-1198.

20. CAREL K, BRATTON D L, MIYAZAWA N, et al. The Atopic Dermatitis Quickscore (ADQ): validation of a new parent-administered atopic dermatitis scoring tool [J]. Annals of Allergy, Asthma&Immunology, 2008, 101 (5): 500-507.

21. EMERSON R M, CHARMAN C R, WILLAMS H C. The Nottingham Eczema Severity Score: preliminary refinement of the Rajka and Langeland grading [J]. The British Journal of Dermatology, 2000, 142 (2): 288-297.

22. MAJESKI C J, JOHNSON J A, DAVISON S N, et al. Itch Severity Scale: a self-report instrument for the measurement of pruritus severity [J]. The British Journal of Dermatology, 2007, 156 (4): 667-673.

23. WHALLEY D, MCKENNA S P, DEWAR A L, et al. A new instrument for assessing quality of life in atopic dermatitis: international development of the Quality of Life Index for Atopic Dermatitis (QoLIAD)[J]. The British Journal of Dermatology, 2004, 150 (2): 274-283.

24. CHREN M M, LASEK R J, QUINN L M, et al. Skindex, a quality-of-life measure for patients with skin disease: reliability, validity, and responsiveness [J]. The Journal of Investigative Dermatology, 1996, 107 (5): 707-713.

25. FINLAY A, KHAN G. Dermatology Life Quality Index (DLQI): a simple practical measure for routine clinical use [J]. Clin Exp Dermatol, 1994, 19 (3): 210-216.

26. LEWIS-JONES M S, FINLAY A Y. The Children's Dermatology Life Quality Index (CDLQI): initial validation and practical use [J]. The British Journal of Dermatology, 1995, 132 (6): 942-949.

27. WARE J J, SHERBOURNE C. The MOS 36-item short-form health survey (SF-36). I. Conceptual framework and item selection [J]. Med Care. 1992, 30: 473-483.

28. RABIN R, DE CHARRO F. EQ-5D: a measure of health status from the EuroQol Group [J]. Ann Med, 2001, 33: 337-343.

29. 国家中医药管理局. 中医病证诊断疗效标准 [S]. 南京 : 南京大学出版社 , 1994.

30. FUTAMURA M, LESHEM Y A, THOMAS K S, et al. A systematic review of Investigator Global Assessment (IGA) in atopic dermatitis (AD) trials: many options, no standards [J]. Journal of the American Academy of Dermatology, 2016, 74 (2): 288-294.

31. REHAL B, ARMSTRONG A W. Health outcomes in atopic dermatitis [J]. Dermatologic Clinics, 2012, 30 (1): 73-86.

32. VAN VELSEN S G, KNOL M J, HAECK I M, et al. The Self-administered Eczema Area and Severity Index in children with moderate to severe atopic dermatitis: better estimation of AD body surface area than severity [J]. Pediatric Dermatology, 2010, 27 (5): 470-475.

第五章　中医药治疗特应性皮炎的临床研究证据

导语：中草药治疗特应性皮炎的临床研究日益增多，本章对国内外期刊文献进行了检索，并对纳入的166项研究进行了分析，评估了中药治疗特应性皮炎的有效性和安全性。绝大多数研究是针对口服中药进行的，其余研究为外用中药、内服联合外用中药、中药制剂静脉及肌内注射治疗。研究证据表明，中药对于改善特应性皮炎患者的症状和体征是有前景的。

一、现有系统评价证据

许多系统评价对中医药治疗特应性皮炎的有效性进行了评估，其中5项系统评价来自外文期刊，另外3项评价来自中文数据库。外文期刊发表的系统评价研究显示，纳入评价研究的方法学质量较低，对于研究结果的确定性受限。Shi等进行的中医药治疗特应性皮炎的系统评价中，纳入24项RCTs，治疗方法包括中药、针灸、中医其他疗法，Meta分析包括了以上不同类型的治疗方法，结果没有得出确定的证据。Gu等对中药外用治疗特应性皮炎的研究进行了评价，纳入10项RCTs，中药外用在改善总有效率方面是有益的，且不良事件较对照组低，但是由于纳入文献的方法学质量较低，对于研究结果的确定性受限。另外一项Cochrane协作组进行的系统评价得出类似的结论，这项研究回顾了28项中药治疗特应性皮炎的临床对照试验，与安慰剂组及常规治疗药物组比较，中药治疗组在改善临床疗效及缓解瘙痒方面有一定的益处，两组不良事件的发生率无明显差异，但由于纳入研究的证据质量属于低至非常低，研究结果的可靠性有限，因此该项研究得出结论：没有确凿证据表明中药可以改善特应性皮炎病情的严重程度。Tan等回顾了中医药治疗特应性皮炎的有效性和安全性,研究纳入了 7 项 RCTs,与对照组比较,3 项研究显示中药可减少红斑和表面损伤的严重程度,1 项研究显示可减轻患者瘙痒程度,1 项研究显示可改善睡眠程度,另外 1 项研究显示可改善儿童患者的生活质量,所有研究均报道无不良事件发生;本研究强调高质量的方法学对于评价中医药治疗特应性皮炎的疗效是非常重要的。另外早期的 1 项文献回顾性研究纳入 2 项 RCTs,这 2 项研究结果均表明中医药治疗特应性皮炎是有益的,因为研究的文献数量少,未进行 Meta 分析。

3 项中文文献系统评价评价了中药治疗特应性皮炎的研究,其中 2 项为内服中药,1 项为外用中药。其中 1 项系统评价中共纳入 13 项临床研究,结果显示口服中药与常规西药对比可以明显改善患者症状,且有效率高,不良事件发生率低,基于纳入研究文献的方法学质量普遍较低,若要得到更可靠的结论,需要更多高质量、大样本的随机对照试验。另外 1 项研究结果与之相似,共纳入 11 个 RCTs,研究结果显示口服中药治疗特应性皮炎是有效的,其疗效优于西药抗组胺药物,经敏感性分析,认为可本研究结论是可靠的。1 项系统评价研究纳入 14 项 RCTs,结果显示中药外治特应性皮炎较单独使用西药治疗有更好的临床疗效,8 项研究和 3 项研究分别显示实验组的不良事件发生率及复发率均低于对照组。

二、临床研究文献筛选

通过全面检索了 9 个中英文电子数据库和 4 个临床登记数据库,共检出 17 364 篇文献,去除重复文献及初步筛选后,对 539 篇文献进行全文筛选,最终纳入 166 项临床研究:93 项随机对照试验(RCTs)、11 项非随机对照试验(CCTs)、62 项无对照研究(NCSs)(图 5-1)。

三、口服中药类临床研究

口服中药是治疗特应性皮炎最常用的方法,纳入 93 项研究,共 6 564 名患者,其中口服中药治疗的研究中包括 51 项 RCTs(H1~H51)、6 项 CCTs

（H52~H57），36 项 NCSs（H58~H93）。

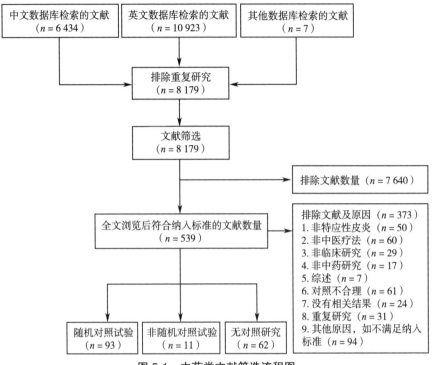

图 5-1 中药类文献筛选流程图

（一）口服中药类的随机对照试验

1. 基本特征

51 项 RCTs 分别来自中国（含中国香港、中国台湾省）（$n=50$）和日本（$n=1$）。共纳入 5 073 名患者。受试者年龄从 6 月至 70 岁不等，平均年龄为 13.4 岁。病程为 7 天至 40 年不等，平均 5.3 年。疗程为 14 天至 24 周不等，大多数研究的疗程为 1 个月左右。其中 21 项研究在治疗结束后进行了随访，随访期为治疗结束后 4 周至 1 年。10 项研究报道了随访过程中有受试者脱失，除 2 项研究外脱失率均小于 10%，这 2 项研究脱失的主要原因包括：依从性问题、不能或不愿意继续参加研究、家庭原因、从治疗中是否获益等原因。

其中 17 项研究中将中医证型作为纳入标准，包括脾虚证（$n=4$）、脾虚湿蕴 / 脾虚湿盛 / 脾虚湿滞（$n=4$），其他证型包括脾虚血燥（$n=3$）、风湿热证（$n=2$）、血虚风燥（$n=2$）、脾虚湿热（$n=1$）、阴伤证（$n=1$）。其余研究采用辨证治疗,涉及的中医证型包括:血虚风燥证(*n*=3),湿热蕴结证(*n*=2),脾虚湿蕴/脾湿证(*n*=2),脾虚失运、湿热蕴结(*n*=1),肺虚肤燥、风热夹湿(*n*=1),风热夹湿证(*n*=1),脾虚证(*n*=1),胎热型(*n*=1),阴虚血燥型(*n*=1),脾虚心火证(*n*=1)。

许多RCTs的口服中药多采用自拟方作为干预措施,部分研究使用的中药处方未命名,因此这部分处方也未列入频率分析。对41个不同的中药处方进行分析,其中最常用的中药处方/中成药为:复方甘草酸苷片、消风散、当归饮子加减、四物汤加减、龙胆泻肝汤加减、健脾化湿汤(表5-1)。

表5-1 口服中药类随机对照试验常用方剂

常用方剂/中药制剂	研究数	主要成分(纳入的研究)
复方甘草酸苷片	4	甘草酸苷(H2,H29,H31,H42)
消风散	4	当归、生地黄、防风、蝉蜕、知母、苦参、胡麻、荆芥、苍术、牛蒡子、石膏、木通、甘草(H5,H14,H21,H47)
当归饮子加减	3	当归、白芍、川芎、生地黄、蒺藜、防风、荆芥、黄芪、何首乌、甘草(H32,H39,H142)
四物汤加减	2	白芍、当归、熟地黄、川芎(H16,H37)
龙胆泻肝汤加减	2	龙胆草、栀子、黄芩、柴胡、木通、泽泻、车前子、生地黄、当归、甘草(H32,H37)
健脾化湿汤	2	太子参、炒白术、茯苓、炒薏苡仁、陈皮、苍术、蒺藜、防风、白鲜皮、淡竹叶、生牡蛎(H4,H33)

51项RCTs中使用了105种不同的中药,最常用的中药是甘草(包括复方甘草酸苷片),此外白术、茯苓、当归、薏苡仁的使用频率也较高(表5-2)。

表5-2 口服中药类随机对照试验常用中药

中药名称	植物学名	使用频数
甘草	*Glycyrrhiza* spp.	37
白术	*Atractylodes macrocephala* Koidz.	28
茯苓	*Poria cocos*(Schw.)Wolf	28
当归	*Angelica sinensis*(Oliv.)Diels	26
薏苡仁	*Coix lacryma-jobi* L.var.*mayuen*(Roman.)Stapf	25
生地黄	*Rehmannia glutinosa* Libosch.	24

续表

中药名称	植物学名	使用频数
防风	*Saposhnikovia divaricata*（Turcz.）Schischk.	24
白鲜皮	*Dictamnus dasycarpus* Turcz.	23
苍术	*Atractylodes* spp.	20
黄芪	*Astragalus* spp.	18
荆芥	*Schizonepeta tenuifolia* Briq.	16
蒺藜	*Tribulus terrestris* L.	15（10）
苦参	*Sophora flavescens* Ait.	15
黄芩	*Scutellaria baicalensis* Georgi	15
泽泻	*Alisma orientalis*（Sam.）Juzep.	13
蝉蜕	*Cryptotympana pustulata* Fabricius	13
地肤子	*Kochia scoparia*（L.）Schrad.	11
丹参	*Salvia miltiorrhiza* Bge.	9
白芍	*Paeonia lactiflora* Pall.	9

在所有的研究中,对照药物至少包含一种指南推荐的药物,如局部糖皮质激素或抗组胺药物,也包括安慰剂或保湿剂。一些研究合并使用了其他药物,如维生素 B_1（1 项研究）或维生素 C（5 项研究）,尿素软膏（1 项研究）。3 项研究的对照组使用了光疗,其中 2 项研究采用窄谱中波紫外线（NB-UVB）,另外 1 项研究采用西药联合激光疗法。4 项研究采用安慰剂作为对照,3 项研究采用了西药联合安慰剂作为对照。

2. 偏倚风险

所有研究均提到"随机",其中 14 项研究采用了随机数字表（H3,H4,H6,H13,H18,H23,H35,H36,H38,H40,H42）或计算机产生的随机数字（H47,H49,H51）进行随机序列的生成,判断为"低风险"偏倚,其余偏倚风险判断为"不确定"（表 5-3）。3 项研究采用了中央随机（H49,H51）或密封的信封法（H47）进行分配隐藏,判断为"低风险"偏倚,其余偏倚风险"不确定"。对受试者设盲而判断为"低风险"偏倚的研究有 5 项（H25,H47~H50）,其余研究由于缺少盲法（H20,H21,H51）,或者采用单盲,但盲法很可能被破坏（H7,H10）,或者由于治疗组和对照组的干预措施不同无法实施盲法,均评价为"高风险"。不完整的结局数据方面多为"低风险"偏倚,选择性结果报告多为"不确定"偏倚风险。此外,2项研究(H11,H28)在文中未提及明确的随机比例,而2组随机后的例数相差较大,因此也可能会影响结果的可靠性。总体看来,方法学质量处于低至中度,因此,需谨慎解释研究结果。

表5-3　口服中药类随机对照试验的偏倚风险

偏倚风险评估维度	低风险 /n(%)	不确定风险 /n(%)	高风险 /n(%)
随机序列的产生	14(27.5)	37(72.5)	0(0)
分配隐藏	3(5.9)	48(94.1)	0(0)
受试者盲法	5(9.8)	0(0)	46(90.2)
研究者盲法	4(7.8)	2(3.9)	45(88.2)
结局评价者盲法	6(11.8)	43(84.3)	2(3.9)
结果数据不完整	47(92.2)	2(3.9)	2(3.9)
选择性结果报告	1(2.0)	48(94.1)	2(3.9)

3. 疗效评价指标

16项研究使用SCORAD积分进行评价;12项研究中采用了患者报道的结局指标,包括瘙痒和睡眠;16项研究对复发情况进行评价;20项研究分别采用《中医病证诊断疗效标准》和《中药新药临床研究指导原则(试行)》有效率的标准进行评价;6项研究进行了生活质量的评价;28项研究对不良事件进行了报告。

(1)SCORAD

16项研究采用了SCORAD进行评价,其中11项研究采用的是口服中药进行治疗,6项研究采用的是口服中药联合西药治疗。其中1项研究包括2个治疗组,一组单独采用中药内服,另外一组是口服中药联合西药进行治疗。对符合条件的研究进行Meta分析,单个研究若不能进行Meta分析时,进行描述。

1)单独口服中药

8项研究比较口服中药与西药的疗效,结果显示口服中药治疗组SCORAD积分较西药组低11.23分([−16.90, −5.56],I^2=93%)。由于异质性很大,对随机序列产生偏倚评估为"低风险"的研究进行亚组分析,异质性减小到中等(I^2=46%),口服中药治疗组 SCORAD 积分较西药组降低 13.00 分,差异有统计学意义(表 5-4)。

表 5-4　口服中药 vs. 西药:SCORAD

研究	研究数(患者数)	相对效应 /MD [95% CI]	I^2	纳入研究
所有研究	8(622)	−11.23 [−16.90, −5.56]*	93%	H8,H13,H19,H24,H30,H34,H38,H41
疗程:4 周	4(374)	−14.02 [−20.17, −7.88]*	81%	H8,H19,H24,H41
疗程:8 周 /2 月	3(184)	−8.30 [−17.45, 0.85]	93%	H30,H34,H38
随机序列产生"低风险"	2(120)	−13.00 [−17.64, −8.35]*	46%	H13,H38

注:*存在统计学显著性差异。SCORAD:特应性皮炎积分;MD:均数差。

2 项研究比较了口服中药与安慰剂的临床疗效(H47,H49)。其中 1 项研究(n=85)显示口服中药与安慰剂比较 SCORAD 积分差异无统计学意义(MD 2.80 [−2.57, 8.17])(H49)。另外 1 项研究显示消风散治疗组在皮损积分、红斑评分、表面损伤程度方面均较安慰剂组改善明显(H47)。

2 项研究比较了口服中药与西药联合安慰剂的疗效(H20,H51)。其中 1 项研究(n=20)显示口服中药组(清心培土方)较对照组(安慰剂、西替利嗪片、糠酸莫米松乳膏)SCORAD 积分降低 7.62 分([−11.51, −3.73])(H20)。另外 1 项研究为培土清心汤与安慰剂联合糠酸莫米松乳膏的研究,结果显示培土清心汤在第 28 周和第 36 周对于 SCORAD 积分的改善显著优于对照组(H51)。

另外 1 项研究(n=61)比较了口服中药(皮炎消净Ⅱ号)与窄谱中波紫外线(NB-UVB)之间的疗效(H30),结果显示中药组 SCORAD 积分较 NB-UVB 组降低了 5.21 分([−9.41, −1.01])。

2)口服中药 + 西药 vs. 西药

3 项研究(n=275)比较了中西医结合疗法与单独使用西药的疗效,中西医结合治疗组 SCORAD 积分较对照组降低了 7.56 分([−10.81, −4.31],I^2=63%)。对随机序列生成的风险偏倚评估判断为"低风险"的研究进行了敏感性分析探索异质性偏高的原因,结果显示仍存在较高的异质性(表 5-5)。

特应性皮炎

表 5-5　(口服中药 + 西药)vs. 西药：SCORAD

结果	研究数(患者数)	相对效应 /MD［95% CI］	I^2	纳入的研究
所有研究	3(275)	−7.56［−10.81, −4.31］*	63%	H4, H33, H35
随机序列产生"低风险"	2(185)	−8.48［−13.77, −3.19］*	77%	H4, H35

注：* 存在统计学显著性差异。SCORAD：特应性皮炎积分；MD：均数差。

1 项研究(n=72)显示中药联合西药(氯雷他定片、丁酸氢化可的松)与单独使用西药(氯雷他定片、丁酸氢化可的松)对 SCORAD 积分改善相当(MD 0.52, 95%CI［−0.66, −0.38］)(H44)。

2 项研究(n=144)比较了口服中药联合窄谱紫外线(NB-UVB)与单独使用 NB-UVB 的疗效，结果显示治疗组较对照组 SCORAD 积分降低了 12.24 分(［−14.75, −9.73］, I^2=0%)(H26, H30)。另外 1 项小样本的研究(n=25)比较了中西医结合(健脾渗湿颗粒联合赛庚啶)与安慰剂联合赛庚啶(对照组)的疗效，治疗结束后中西医结合治疗组较对照组 SCORAD 积分降低了 10.65 分(［−16.24, −5.06］)(H25)。

(2)EASI

3 项研究(H5, H31, H43)采用了 EASI 评价了口服中药的疗效，其中 1 项研究单独采用口服中药治疗(H5)；其余 2 项研究采用中西医结合治疗。

1)单独口服中药

1 项研究(n=80)比较了消风散加减与氯雷他定的疗效，结果显示消风散加减治疗组较对照组 EASI 分值降低了 1.30 分(［−1.48, −1.12］)(H5)。

2)(口服中药 + 西药)vs. 西药

2 项研究(n=128)比较了中西医结合与西药的疗效，结果显示治疗后两组之间 EASI 评分未见显著性差异(MD−1.46, 95%CI［−3.45, 0.53］, I^2=83%)(H31, H43)。由于研究的数目较少，未能通过亚组分析探索统计异质性较高的原因。

(3)其他临床体征

除了 SCORAD 与 EASI 外，其他临床体征评价指标也有报道，包括"六六"评分法(SASSAD)、经表皮水分丢失(TEWL)、研究者自拟量表。由于选用的评价指标不同,未能进行 Meta 分析,以下对单个研究进行描述。

1)单独口服中药

6 项研究(H3,H17,H36,H47,H48,H50)单独采用口服中药治疗特应性皮炎,其中 2 项研究(H48,H50)采用的评价方法是研究者制定的量表,但数据不可用,从分析中排除。另外 1 项研究采用 SASSAD 计算治疗后的有效率,SASSAD 结果未报告(H14)。

1 项研究(n=60)比较了研究者自拟处方与氯雷他定的疗效,结果显示中药治疗组 TEWL 值较对照组显著改善(MD 9.44〔-11.18,-7.70〕)(H36)。另外 1 项研究(n=67)采用了研究者自拟的评分方法进行评价,包括皮损面积和严重度的评价,治疗结束后口服中药治疗组较氯雷他定对照组皮损面积和严重程度评分显著减低(MD 4.11〔-5.20,-3.02〕)(H3)。此外,1 项研究(n=31)采用临床症状(瘙痒、红斑、丘疹、水疱、糜烂、渗液、苔藓样变)4 级评分法比较了口服中药与氯雷他定的疗效,结果显示二组之间没有显著性差异(MD 0.71〔-0.56,1.98〕)(H17)。

采用消风散和安慰剂对比的临床研究结果显示,消风散在降低皮损总积分、红斑、表面损伤方面优于安慰剂组(H47)。

2)口服中药 + 西药 vs. 西药

5 项研究(H6,H7,H21,H44,H45)比较了中西医结合与单独使用西药的疗效。1 项研究(H6)在治疗结束时采用研究者整体评价 IGA(0~5 级)进行评估,由于没有基线数据,所以该数据不能进一步分析;1 项研究(H21)使用 SASSAD 评价治疗的有效率,但是并没有报道 SASSAD 的结果;另外 3 项研究比较了中西医结合与西药的疗效(H7,H44,H45)。

1 项 RCT(n=92)采用 4 级评分法评价了患者的症状,包括瘙痒、丘疹、红斑、糜烂、渗出、浸润、干燥和苔藓化情况,治疗结束后与对照组(赛庚啶口服、外用醋酸去炎松尿素软膏)比较,中西医结合治疗组(健脾渗湿颗粒、赛庚啶口服,外用醋酸去炎松尿素软膏)可明显降低患者的症状评分(MD 2.56〔-3.46,-1.66〕)(H7)。另外 1 项研究(n=72)比较了口服祛风四物汤联合西药(氯雷他定片口服、丁酸氢化可的松软膏外用)与单独使用西药的疗效,结果显示中西医结合治疗组皮损的严重程度(SCORAD 积分中的皮损严重程度部分)较对照组降低 0.52 分([−0.66，−0.38])(H44)。第 3 项研究(n=72)比较了自拟活血祛风汤联合西药(特非那丁片、维生素 C 片、维生素 B 片)与单独使用西药的疗效，采用 4 级评分法评价了临床症状(红斑、丘疹、水疱、糜烂与渗出、脱屑与结痂、苔藓样变、瘙痒程度)，研究结果显示中西医结合治疗组症状积分较对照组降低 1.43 分([−2.45，−0.41])(H45)。

(4)瘙痒

5 项研究(H8，H25，H26，H34，H44)对于瘙痒的严重程度进行了评价，采用 4 级评分法(0~3 分)和视觉模拟评分法(VAS)(0~10 分)2 种方法进行测量。Meta 分析中采用了标准化的均数差(SMD)测量瘙痒的不同。

1)单独口服中药

3 项研究(n=192)比较了口服中药治疗组与西药对照组的疗效，研究结果显示 2 种治疗方法对于瘙痒程度的改善相当(SMD −1.05 [−2.78，0.67]，I^2=96%)(H3，H8，H34)。由于纳入的研究较少，不能进行亚组分析来探索异质性存在的原因。另外 1 项研究比较了消风散与安慰剂的疗效，研究数据不能进行再次分析，该研究得出结论：消风散在瘙痒程度方面的改善明显优于安慰剂(H47)。

2)口服中药 + 西医 vs. 西药

3 项研究(H25，H26，H44)比较了中西医结合与单独使用西药对于瘙痒的疗效，采用 VAS 法对瘙痒进行评价。由于对照药物选取的不同，研究未能进行合并分析。3 项研究均显示了阳性结果。

其中 1 项研究(n=72)显示口服中药联合氯雷他定片较单独使用氯雷他定片降低了 0.38 分([−0.50，−0.26])(H44)。

另外 1 项研究(n=25)比较了中西医结合治疗(健脾渗湿颗粒联合赛庚啶片)与对照组(中药安慰剂联合赛庚啶片)的疗效，治疗结束后，中西医结合治疗组的瘙痒程度较对照组降低了 3.68 分([−4.96，−2.40])(H25)。

第 3 项研究(n=78)比较了苦参片联合 NB-UVB(治疗组)与单独使用 NB-UVB(对照组)的疗效，研究结果显示治疗组较对照组的瘙痒程度降低了 2 分([−3.12，−0.88])(H26)。

(5)睡眠障碍

2 项研究(H25，H47)评价了口服中药对特应性皮炎患者睡眠障碍的影响。由于研究设计的不同,未能进行 Meta 分析。

1)单独口服中药

1 项研究比较了消风散与安慰剂的疗效,睡眠采用 0~4 分进行评价(0 分代表无睡眠障碍,4 分代表不能入睡),由于数据呈现形式的不同,未能进行重新分析,该研究结果显示消风散在睡眠障碍方面的改善明显优于安慰剂(H47)。

2)口服中药 + 西医 vs. 西药

1 项研究(n=25)比较了口服中药联合西药(健脾渗湿颗粒联合赛庚啶片)与西药(中药安慰剂与赛庚啶片)的疗效,睡眠障碍采用 VAS 法(分数越低表明睡眠障碍程度越低)进行评价,结果显示,口服中药联合西药治疗组较西药对照组睡眠障碍的程度降低 4.06 分([−5.76,−2.36])(H25)。

(6)患者报告的其他症状

4 项研究(H4,H33,H35,H41,)采用了患者自评的方法对瘙痒和睡眠障碍进行综合评分,1 项研究(H51)采用患者自评的方法对总体状态进行评价。

1)单独口服中药

1 项研究(n=60)比较了研究者自拟方与依匹斯汀对瘙痒和睡眠障碍的综合影响,结果显示中药治疗组较对照组降低了 1.77 分([−3.49,−0.05])(H41)。

另外 1 项研究比较了培土清心汤与安慰剂联合糠酸莫米松乳膏的疗效,对于患者的总体状态自评采用 VAS 法评价(0~10 分;0 分:状态非常不好;10 分:状态非常好),结果显示培土清心汤对于患者自我总体状态的改善程度较对照组显著(H51)。

2)口服中药 + 西医 vs. 西药

3 项研究(n=275)比较了中西医结合与单独使用西药的疗效,采用 VAS 法进行瘙痒和睡眠障碍的综合评价,结果显示中西医结合组较单独使用西药组的瘙痒和睡眠障碍的综合评分降低了 3.03 分([−3.48,−2.57],I^2=0%)(H4,H33,H35)。

(7)复发

16 项研究(H3,H6,H7,H9~H12,H17,H19,H25,H28,H29,H38,H42~H44)报告了复发率。按照随访时间(小于 6 个月、大于 6 个月)、随访的患者(所有参加研究的患者、治疗后病情改善的患者)对研究进行分类。

1) 单独口服中药

6 项研究评价了口服中药对于复发的影响,根据随访时评价对象的不同(所有参与研究的患者、治疗结束时病情改善的患者)及随访的时间不同(治疗结束后随访时间为 6 个月以内、6 个月或以上)将文献进行分类(表 5-6)。

表 5-6　口服中药 vs. 西药: 复发率

评价对象及随访时间	研究数 (患者数)	相对效应 /*RR* ［95% *CI*］	*I*²	纳入研究
所有受试者,从治疗结束后随访小于 6 个月	2(91)	0.30［0.13,0.68］*	23%	H9,H17
所有受试者,从治疗结束后随访6 个月或 6 个月以上	1(192)	0.62［0.40,0.95］*	NA	H19
治愈 / 显效 / 有效患者,从治疗结束后随访小于 6 个月	1(53)	0.70［0.50,0.97］*	NA	H10
治愈 / 显效 / 有效患者,从治疗结束后随访 6 个月或 6 个月以上	2(73)	0.14［0.01,3.75］	81%	H3,H38

注:* 存在统计学显著性差异。*RR*: 相对危险度;*CI*: 置信区间;NA: 不适用。

2 项研究(n=91)对所有参加临床研究的受试者进行 6 个月以内的随访,结果显示口服中药治疗组较西药对照组的复发率明显降低(*RR*0.30［0.13,0.68］,*I*²=23%)(H9,H17)。1 项研究(n=53)对治疗后病情改善的患者进行 6 个月以内随访,结果显示口服中药治疗组较西药对照组复发率明显降低(*RR* 0.70［0.50,0.97］)。

1 项研究(n=192)对所有参加临床研究的受试者进行 6 个月随访,结果显示口服中药治疗组的复发率较西药对照组明显低(H19);另外 2 项研究对病情改善的患者进行 6 个月随访,结果显示中药治疗组与西药对照组比较未见明显差异(H3,H38)。

2) 口服中药 + 西医 vs. 西药

有 10 项研究比较了中西医结合与单独使用西药对于复发的疗效(H6,H7,H11,H12,H25,H28,H29,H42~H44)。其中 1 项研究(H28)以百分比的形式呈现数据,另外 1 项研究(H44)没有报告受试者数目,因此,在分析过程中排除了这 2 项研究。

2 项研究(n=165)对所有的参加临床研究的受试者进行 6 个月或 6 个月以上随访,结果显示中西医结合治疗组较西药对照组的复发率明显降低(RR 0.39[0.23,0.67],I^2=0%)(表 5-7)。对于治疗结束后病情改善的患者随访 6 个月以内,研究结果与以上结果相似。另外 1 项研究(n=34)对病情改善的患者治疗后随访了 12 个月,结果显示中西医结合治疗组的复发率较西药对照组明显低。

表 5-7　口服中药 + 西医 vs. 西药:复发率

评价对象及随访时间	研究数(患者数)	相对效应 /RR [95% CI]	I^2	纳入研究
所有受试者,治疗结束后随访 6 个月或 6 个月以上	2(165)	0.39 [0.23,0.67]*	0%	H29,H42
治愈 / 显效 / 改善,治疗结束后随访 6 个月以内	4(297)	0.55 [0.41,0.73]*	0%	H7,H11,H12,H43
治愈 / 显效 / 改善,治疗结束后随访 6 个月或 6 个月以上	1(34)	0.48 [0.27,0.85]*	NA	H6

注:* 有统计学意义。RR:相对危险度;CI:置信区间;NA:不适用。

(8)生活质量

6 项研究(H20,H31,H35,H41,H49,H51)采用成人生活质量量表、儿童生活质量量表,或者同时采用以上两种量表对中医药治疗特应性皮炎的生活质量进行了评价。

1)单独口服中药

4 项研究报道了单独口服中药对生活质量的影响(H20,H41,H49,H51),其中 1 项研究纳入的对象是儿童患者,采用儿童皮肤病生活质量指数(CDLQI)进行评价(H49),另外 1 项研究采用皮肤病生活质量指数(DLQI)(H41),2 项研究同时使用以上 2 种指数进行评价(H20,H51)。1 项研究(n=60)比较了研究者自拟方与依巴斯汀的疗效,结果显示中药治疗组较对照组 DLQI 改善了 1.10 分([0.15,2.05])(H41);对于儿童特应性皮炎患者,Hon 等人的研究结果显示,与安慰剂对照组比较,中药治疗组可以显著改善患者 12 周以及 16 周时的生活质量(H49)。

另外 2 项研究比较了口服中药与西药的疗效,其中 1 项研究(H20)由于数据的呈现形式不能进行再次分析。2 项研究均采用了 CDLQI 与 DIQI 进行评价,结果将两个量表结果合并后进行分析。1 项研究(n=20)显示中药培土清心方与对照组(西替利嗪片、糠酸莫米松乳膏、中药安慰剂)对患者生活质量的改善相当(MD-2.60 分,95% CI [-7.36,2.16]);另外 1 项研究表明培土清心汤治疗后的第 12 周、第 36 周对患者生活质量的改善程度较对照组明显(H51)。

2) 口服中药 + 西药 vs. 西药

2 项研究比较了中西医结合与西药对患者生活质量的影响。其中 1 项研究未报告研究结果(H31);另外 1 项研究结果(n=90)显示中西医结合治疗组(自拟消异止痒汤联合糠酸莫米松乳膏、左西替利嗪口服液)较西药对照组(糠酸莫米松乳膏、左西替利嗪口服液)的 DLQI 改善了 5.6 分([-6.91,-4.29])(H35)。

(9) 有效率

16 项研究(H1,H9,H11,H15,H16,H22~H24,H27,H32,H36,H37,H39,H40,H43,H45)参照《中医病证诊断疗效标准》(1994)对有效率进行评价,4 项研究(H2,H7,H42,H46)参照《中药新药临床指导原则(试行)》(2002 版)进行评价。将以上两种参照标准的研究结果进行了单独分析。

1) 口服中药 vs. 西药

7 项研究(n=503)(H9,H15,H22,H24,H27,H36,H37)比较了单独口服中药与西药的有效率,所有研究的有效率均参照《中医病证诊断疗效标准》(1994)标准进行,研究结果显示口服中药治疗组的有效率较西药对照组高,差异有统计学意义(RR 1.26 [1.09,1.45],I^2=67%)。7 项研究中,仅有 1 项研究"随机序列的产生"偏倚风险为"低风险";所有研究的疗程均为 1 个月左右;研究中使用的处方均不同。基于以上因素,未能通过亚组分析探索异质性偏高的原因,对于口服中药有效率的研究结果需要慎重解释。

2) 口服中药 + 西药 vs. 西药

13 项研究比较了中西医结合与西药的有效率。其中 1 项研究的结果报告不完整,数据不能进行重新分析;8 项研究(n=729)的有效率参照《中医病证诊断疗效标准》(1994)进行评价,研究结果显示中西医结合治疗组与西药对照组的有效率无显著性差异(RR 1.23 [0.96,1.58],I^2=96%)(表 5-8)。8 项研究中,仅有 1 项研究"随机序列的产生"为"低风险"偏倚;所有研究采用的疗程相近;研究中使用的处方均不同。基于以上因素,未能通过亚组分析探索异质性的原因,这一研究结果需要慎重解释。另外 4 项研究(n=176)的有效率参照《中药新药临床指导原则》(2002 版)进行评价,研究结果显示中西医结合治疗特应性皮炎的有效率较单独使用西药高,差异有统计学意义(RR 1.15,95% CI [1.03,1.30],I^2=50%)(表 5-8)。

表 5-8　口服中药 + 西药 vs. 西药:有效率

评价标准	研究数（患者数）	相对效应 /RR [95% CI]	I^2	纳入研究
《中医病证诊断疗效标准》	8(729)	1.23 [0.96,1.58]	96%	H1,H11,H16,H23,H32,H39,H43,H45
《中药新药临床指导原则》	4(176)	1.15 [1.03,1.30]*	50%	H2,H7,H42,H46

注:* 有统计学意义。RR:相对危险度;CI:置信区间。

4. GRADE 评价

根据现有的临床实践指南、中医诊疗方案专家共识、专家意见及纳入研究的具体情况,对重要的 PICO 问题,即:问题的对象(patient or population,患者或人群)、干预措施(intervention,如诊断治疗方法)、其他对照措施(comparison,即比较因素)、结果(outcome,即干预措施的诊疗效果),做进一步的 GRADE 证据质量评价。

选择口服中药或者口服中药联合西药作为干预措施的研究纳入结果总结表;选择外用糖皮质激素(TCS)、外用钙调神经磷酸酶抑制剂(TCI)、保湿剂作为不同的对照措施;选择的结局指标包括 SCORAD、瘙痒的严重程度、复发率、生活质量(CDLQI、DLQI)、有效率(参照《中医病证诊断疗效标准》)。根据以上限定可分为 6 类结果总结,但是以下 5 类没有相关研究,因此未纳入临床结果总结表:

- 口服中药 vs.TCS
- 口服中药 vs.TCI
- 口服中药 vs. 保湿剂

- 口服中药 +TCI vs.TCI

- 口服中药 + 保湿剂 vs. 保湿剂

此外,第二章中列出的几个处方,例如小儿化湿汤、小儿七星茶颗粒、参苓白术散(丸)、防风通圣丸、润燥止痒胶囊、湿毒清胶囊,纳入的研究中未对以上处方进行单独评价。对于教科书和指南中描述的 3 个处方有相关的临床研究,其中 1 项是培土清心方的研究(H51),采用糠酸莫米松乳膏联合抗组胺药物作为对照;1 项研究(H23)采用当归饮加减与抗组胺药物联合应用并与抗组胺药物比较;3 项研究(H5,H14,H21)采用消风散与抗组胺药物进行比较;以上 5 项研究采用的对照药物不是专家认为的重要对照药物,未做 GRADE 评价。另外 1 项研究(H47)采用消风散与安慰剂进行比较,采用的评价指标不是专家认为的重要评价指标,未做 GRADE 评价。

口服中药 +TCS vs.TCS

1 项研究比较了口服中药联合 TCS 与 TCS 的疗效(H16),疗程为 4 周,结果显示口服中药联合 TCS 与 TCS 有效率相当,证据质量级别为低等质量。这项研究对不良事件没有进行报告(表 5-9)。

表 5-9 (口服中药 +TCS)vs.TCS 结果总结表

结局指标 (疗程)	患者数 (研究数)	绝对效应 / 有效率		相对效应 / RR [95% CI]	证据质量 (GRADE)
		口服中药 + 外用 TCS	外用 TCS		
有效率 (4 周)	100(1RCT)	88/100	76/100	1.16 [0.96,1.40]	⊕⊕○○ 低[1,2]
不良事件	这项研究未对不良事件进行报告				

注:[1] 受试者和研究人员未设盲;[2] 样本量小,影响了结果的精确性。CI:置信区间;RR:相对危险度;RCT:随机对照试验。

5. 单个中药方剂的随机对照试验证据

2 项研究(n=165)比较了复方甘草酸苷片联合西药与西药的疗效,评价指标为复发率,观察时间为治疗后 6 个月,结果显示中西医结合治疗组的复发率是西药对照组的 0.39 倍([0.23,0.67],I^2=0%)(H29,H42)。

另外 2 项研究(n=139)(H2,H31)参照《中药新药临床指导原则(试行)》

（2002版）对有效率进行评价，Meta分析结果显示复方甘草酸苷片联合西药的有效率是单纯西药组的1.21倍（[1.03,1.42]，I^2=83%）。由于研究数仅为2项，且疗程均为1个月，使用的对照药物均为抗组胺药物，所以未能通过亚组分析探索异质性。

6. 阳性结果 Meta 分析的 RCTs 所含中药总结

根据结局指标SCORAD、瘙痒的严重程度、复发和有效率进行分类，对阳性结果Meta分析的RCTs所含的中药进行频数分析，结果对于临床体征改善使用频率最高的中药是白术；对患者报告的症状有改善的3项研究中共同使用了4味中药，包括薏苡仁、白术、茯苓和太子参。

对于复发率改善有益的8项研究中均使用了甘草，其中6项研究均使用了茯苓。在改善有效率的研究中，甘草是使用频率最高的中药。在体征、症状、复发和有效率方面，常用的几味中药的使用频率有相似性（表5-10）。

表5-10 阳性结果Meta分析的RCTs所含中药总结表

结局指标	Meta分析数（研究数）	中药名称	植物学名	使用频数
临床体征	3(12)	白术	*Atractylodes macrocephala* Koidz.	7
		白鲜皮	*Dictamnus dasycarpus* Turcz.	6
		当归	*Angelica sinensis*（Oliv.）Diels	6
		茯苓	*Poria cocos*（Schw.）Wolf	6
		甘草	*Glycyrrhiza* spp.	6
		苍术	*Atractylodes* spp.	5
		薏苡仁	*Coix lacryma-jobi* L.var.*mayuen*（Roman.）Stapf	5
患者报告的症状	1(3)	薏苡仁	*Coix lacryma-jobi* L.var.*mayuen*（Roman.）Stapf	4
		白术	*Atractylodes macrocephala* Koidz.	3
		茯苓	*Poria cocos*（Schw.）Wolf	3
		太子参	*Pseudostellaria heterophylla*（Miq.）Pax ex Pax et Hoffm.	3
复发	2(8)	甘草	*Glycyrrhiza* spp.	8
		茯苓	*Poria cocos*（Schw.）Wolf	6

续表

结局指标	Meta 分析数（研究数）	中药名称	植物学名	使用频数
复发	2(8)	白鲜皮	*Dictamnus dasycarpus* Turcz.	4
		白术	*Atractylodes macrocephala* Koidz.	4
		陈皮	*Citrus reticulata* Blanco	4
		黄芩	*Scutellaria baicalensis* Georgi	4
		薏苡仁	*Coix lacryma-jobi* L.var.*mayuen*（Roman.）Stapf	4
有效率	2(11)	甘草	*Glycyrrhiza* spp.	6
		白鲜皮	*Dictamnus dasycarpus* Turcz.	5
		白术	*Atractylodes macrocephala* Koidz.	5
		防风	*Saposhnikovia divaricata*（Turcz.）Schischk.	5
		当归	*Angelica sinensis*（Oliv.）Diels	4
		茯苓	*Poria cocos*（Schw.）Wolf	4
		黄芩	*Scutellaria baicalensis* Georgi	4
		泽泻	*Alisma orientalis*（Sam.）Juzep.	4

注：临床体征参照表 5-4、表 5-5，口服中药联合西药治疗并采用 SCORAD 评价的研究。

患者报告的症状参照单独口服中药治疗且以瘙痒为评价指标的研究。

复发参照表 5-6、表 5-7。

有效率参照单独口服中药 vs. 西药的研究以及表 5-8。

药物的使用频率有可能较研究数目多，因为一些研究包含了多个中药处方。

7. 口服中药类随机对照试验的安全性

安全性是选择中药内服治疗需要考虑的重要因素。有 28 项研究（H3，H4，H9，H10，H14，H15，H17，H18，H20，H21，H23，H25~H27，H29~H31，H36，H39，H40，H41，H43，H45，H47~H51）（中药治疗组 1 042 人，对照组 983 人）描述了不良事件，其中 9 项研究报告无不良事件发生（H4，H14，H17，H18，H21，H23，H25，H39，H45）。1 项研究报道了胃肠道不适 4 例，其中短暂性头晕 2 例，脱发增多 1 例，背部出现苔藓样皮疹 1 例（H48），这项研究未说明以上不良事件是发生在哪个组。另外 1 项研究报道了 1 例患者出现谷草转氨酶（GOT）短暂升高，在停药后恢复，也未报告发生在哪个组（H47）。

单独口服中药治疗组报道了 111 例不良事件,其中胃部不适或疼痛 25 例(部分患者伴有腹泻);上呼吸道感染 17 例;腹泻 / 大便稀 11 例;抗生素使用超过 3 天者 12 例;出现新皮疹 8 例;哮喘发作 6 例,5 例外用 / 口服糖皮质激素,住院治疗 2 例(原因未描述);恶心 2 例。1 项研究报告 6 例患者出现以下不良事件,包括脓疱、头晕、支气管炎、癣、汗疱疹和肺炎,但是研究没有准确报告每个不良事件各有多少例发生。另外 1 项研究报道了多个不良事件,包括厌食、乏力、头晕、头痛、头晕目眩、鼻炎、脓疱性痤疮、发热口渴、龋齿。实验室不良事件包括嗜酸性粒细胞升高 3 例、谷丙转氨酶升高 1 例、免疫球蛋白 IgE升高 1 例、血清钾升高 1 例、氨基转移酶短暂升高 1 例(停药后恢复正常)、血尿素氮降低 1 例。中西医结合治疗组报道的不良事件较少,包括胃肠道不适和嗜睡 4 例,大便次数增加 2 例,轻微红斑伴灼痛感 2 例,毛细血管扩张和色素减退 2 例。

对照组采用了指南推荐的药物以及安慰剂,共有 92 例不良事件,包括头晕且嗜睡者 22 例,嗜睡 7 例,困倦 4 例,头晕疲倦 3 例;皮肤方面的不良事件包括轻度红斑伴灼热瘙痒感 6 例,NB-UVB 照射部位出现轻度水肿性红斑 3例,新出皮疹 5 例,毛细血管扩张和色素减退斑 3 例,色素沉着 1 例,瘙痒和烧灼感 1 例,皮肤颜色加深 1 例;其他的不良事件包括上呼吸道感染 15 例,抗生素使用超过 3 天者 6 例,哮喘发作 3 例,腹泻 / 大便稀 2 例,腹痛 2 例,2 例住院治疗(原因未描述),1 例口服 / 外用糖皮质激素。另外 1 项研究报道的不良事件包括脓疱、阑尾切除术、月经紊乱和血尿。此外还有未报道例数的嗜睡、口干和消化不良发生。

治疗组与对照组发生的不良事件大致相同。

(二)口服中药类的非随机对照试验

1. 基本特征

共纳入 6 项口服中药治疗特应性皮炎的非随机对照试验(H52~H57),研究均是在中国医院的门诊进行。病程从 2.5 个月至 19 年(H53),其中 1 项研究(H56)仅纳入儿童患者,其余研究纳入的受试者包括儿童和成人(H52,H57)。2 项研究报道了受试者的性别(H52,H57),这 2 项研究中男性均多于女性。6 项研究共纳入 402 位受试者,疗程为 14 天(H57)至 2 年(H55),3 项研究的疗程为 4 周(H52,H54,H56),4 项研究(H53~H56)在治疗结束后进行了随访,随访时间为 2 个月至 1 年。

1 项研究使用血虚风燥证作为纳入标准(H52)。2 项研究(H54,H57)采用研究者自拟处方与西药进行比较;其他研究比较了中西医结合与西医的疗效。2 项研究采用中成药制剂:丹参酮胶囊和复方甘草酸苷片,所有研究中使用的中药或中成药没有重复。6 项研究中使用的中药频率最高的是防风(表 5-11)。对照组药物包括抗组胺药,外用以及口服类固醇激素药物,局部的非甾体抗炎药物。

表 5-11 口服中药类非随机对照试验的常用中药

中药名称	植物学名	使用频数
防风	*Saposhnikovia divaricata* (Turcz.) Schischk.	4
蒺藜	*Tribulus terrestris* L.	2
白芍	*Paeonia lactiflora* Pall.	2
白术	*Atractylodes macrocephala* Koidz.	2
当归	*Angelica sinensis* (Oliv.) Diels	2
茯苓	*Poria cocos* (Schw.) Wolf	2
生地黄	*Rehmannia glutinosa* Libosch.	2

2. 疗效评价指标

(1)临床症状

3 项研究评价了口服中药对临床症状的影响(H53,H56,H57),其中 1 项研究(H57)采用研究者自拟方与氯雷他定片进行比较,并采用 SASSAD 进行评价,结果显示口服中药治疗组较对照组 SASSAD 评分低 4.89 分([-7.54,-2.24])。另外 2 项研究(n=60)比较了口服中药与西药的疗效,采用 SCORAD 进行评价,但研究结果不一致:其中 1 项研究显示复方甘草酸苷片联合西药(非索非那定片、氟芬那酸丁酯软膏)与单独使用西药比较未见明显差异(*MD* 1.82 [-0.20,3.84])(H56);另外 1 项研究(n=64)采用丹参酮片联合西药(赛庚啶片、外用糖皮质激素)与西药对照组进行对比,结果显示中西医结合治疗组 SCORAD 积分较西药对照组降低 4.80 分([-5.98,-3.62])(H53)。

（2）复发

3项研究评价了口服中药对复发的影响（H54~H56），由于评价复发的方法不同，未能进行汇总分析。1项研究（H54）比较了研究者自拟方与泼尼松对复发的疗效，治疗结束后对治愈或显效患者随访2~6个月，结果显示口服中药治疗组的复发率与泼尼松相比无显著性差异（*RR* 0.55［0.15,2.00］）。

另外2项研究采用中西医结合进行治疗。其中1项研究采用玉屏风颗粒联合氯雷他定片、特异性皮下免疫疗法治疗1年，停药1年后观察59例治愈患者复发率，结果显示中西医结合治疗组较西药对照组复发率明显降低，（*RR*0.16［0.04,0.66］）（H55）。另外1项研究比较复方甘草酸苷片联合盐酸非索非那定片与单独使用盐酸非索非那定片对复发的疗效，治疗结束后随访6个月，中西医结合治疗组较西药对照组复发率低（*RR* 0.20［0.05,0.88］）H56），这项研究没有明确描述对哪些受试者进行了随访。

（3）生活质量

1项研究（*n*=56）结果显示口服健脾止痒汤治疗组较氯雷他定片对照组DLQI降低了4.94分（［−6.01,−3.87］）（H57）。

（4）有效率

1项以《中医病证诊断疗效标准》（1994）中有效率的定义为结局指标的研究结果显示，中药自拟方联合氯雷他定、地奈德乳膏治疗组的有效率是单用西药组的1.58倍（95%*CI*［1.19,2.09］）（H52）。

3. 口服中药类非随机对照试验中的安全性

4项研究（H53~H56）对中医药的安全性进行了评价，其中治疗组140例，对照组134例。

中药治疗组中，1项研究（H56）报道未见不良事件；1项单独口服中药的研究（H54）中报道了3例患者胃部不适及没有食欲；1项口服中药联合赛庚啶片及外用糖皮质激素的研究（H53）中，2例患者出现一过性皮疹伴轻微瘙痒，停药后瘙痒很快消失；另外1项研究报道治疗组和对照组患者共同使用的西医免疫注射疗法中有12例患者在注射部位出现轻度红肿、瘙痒，此外，治疗早期两组均有轻度上腹不适、恶心、食欲不振、头晕（H55）。

对照组的不良事件包括胃部不适2例，食欲增强2例，面部痤疮2例，月

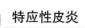

经不调和血压升高各 1 例。

（三）口服中药类的无对照研究

1. 基本特征

36 项无对照研究评价了口服中药的临床疗效（H58~H93），其中 27 项研究是病例系列（H58~H60,H62,H64~H66,H69~H74,H76,H77,H79~H81,H83,H85,H87~H93），9 项研究是病例报告（H61,H63,H67,H68,H75,H78,H82,H84,H86），共 1 089 例受试者纳入了研究。

4 项研究（H58,H77,H80,H81）将中医证型作为纳入标准，包括血虚风燥证,湿热证,脾虚湿蕴证,毒邪入营、营血瘀热。14 项研究（H59,H61~H63,H67,H68,H70,H75,H78,H82~H84,H86,H87）采用中医的辨证论治进行治疗。使用频率最高的证型是血虚风燥证（H59,H75,H80）、湿热蕴结证（H61,H62,H87）、风湿热证（H70,H75）。其中 2 项研究（H86,H87）报道了脾虚血燥证、湿热蕴毒证（H70,H82）。许多证型仅在 1 项研究中出现,这些证型包括：湿热蕴结,血行不畅（H61）、卫气营血辨证（卫分证、气分证、营分证、血分证）（H83）、湿热内蕴,兼有血虚（H63）、心肝火旺,湿热蕴肤证（H78）、脾虚风盛证（H86）、脾虚受损,波及于肾（H63）、水湿郁表,肌肤不濡（H84）、脾胃虚弱,误食发物,蕴湿化热（H68）、湿热血燥证（H70）、脾虚血燥证（H86）、肺热伤阴证（H67）、风湿蕴肤证（H82）、阴虚血燥证（H62）。

所有的 36 项研究中均至少使用了一种口服中药处方或中成药制剂,部分研究评价了 2 个中药处方（H63,H66,H70,H75,H76,H82,H83,H87）。所纳入的研究均未使用中西医结合治疗。许多研究使用了研究者自拟方。使用消风散的研究有 3 项（H75,H76,H83）；使用培土清心方的研究有 4 项（H65,H69,H71,H72）；使用其余处方的均为 1 项研究。在 35 项研究中,甘草是使用频率最高的中药（表 5-12）,使用了 32 次,包括 2 次以六一散（滑石、甘草）的形式出现,其他使用频率较高的中药包括生地黄（19 次）、当归（18 次）、赤芍（16 次）、防风（15 次）。

2. 口服中药类无对照研究的安全性评价

8 项无对照研究（H58,H66,H79,H80,H90~H93）（$n=248$）中 3 项研究（H79,H90,H91）报告了无不良事件发生,其余研究报告的不良事件包括胃肠道不适18例,如腹胀、腹痛、胃部不适和腹泻;出现皮疹3例,NB-UVB照射部位出现轻度红斑伴灼痛2例,耻骨部不适1例,皮肤色素沉着1例,遗尿1例。

表5-12 口服中药类无对照研究的常用中药

中药名称	植物学名	使用频数
甘草	*Glycyrrhiza* spp.	32
生地黄	*Rehmannia glutinosa* Libosch.	19
当归	*Angelica sinensis* (Oliv.) Diels	18
赤芍	*Paeonia* spp.	16
防风	*Saposhnikovia divaricata* (Turcz.) Schischk.	15
荆芥	*Schizonepeta tenuifolia* Briq.	14
黄芩	*Scutellaria baicalensis* Georgi	13
连翘	*Forsythia suspensa* (Thunb.) Vahl	13
茯苓	*Poria cocos* (Schw.) Wolf	12
牡丹皮	*Paeonia suffruticosa* Andr.	12
薏苡仁	*Coix lacryma-jobi* L.var.*mayuen* (Roman.) Stapf	12
白术	*Atractylodes macrocephala* Koidz.	11
苍术	*Atractylodes* spp.	11
黄柏	*Phellodendron chinense* Schneid.	11
地肤子	*Kochia scoparia* (L.) Schrad.	10
金银花	*Lonicera japonica* Thunb.	9
白鲜皮	*Dictamnus dasycarpus* Turcz.	9
蝉蜕	*Cryptotympana pustulata* Fabricius	9

四、外用中药类临床研究证据

38项研究(n=3 471)评价了外用中药治疗特应性皮炎的疗效,其中24项为随机对照临床研究(H94~H117),4项为非随机对照研究(H118~H121),10项是无对照研究(H122~H131)。

（一）外用中药类的随机对照试验

1. 基本特征

24 项 RCTs（$n=2\,068$）中，1 项研究在中国台湾省进行（H116），1 项在伊朗进行（H117），其余研究均在中国大陆进行。其中 1 项三臂试验设立了 2 个不同剂量的中药外用组与安慰剂凝胶进行对比（H116）；另外 1 项三臂试验比较了单独外用中药、外用中药结合西药与西药的疗效（H100）。

参与的受试者中，男性 918 人，女性 746 人，受试者年龄从 10 个月（H104）到 81 岁（H115），平均年龄为 14 岁。一些研究的受试对象集中于儿童阶段（H94~H96,H111）。受试者的病程长短不一，最短为 4.3 天（H104），最长为 40 年（H115）。疗程从 7 天（H113）至 8 周（H1136）不等，大多数为 1 个月左右（21 项研究，H94~H98,H100~H105,H107~H115,H117）。5 项研究（H100,H103~H105,H112）在治疗结束后进行了随访，随访的评价时点是 4 周（H105）、2 个月（H100）、3 个月（H103,H104,H112），随访过程中有 5 项研究（H96,H103,H109,H116,H117）报告了失访，大多数研究报道的失访率比较低（小于 10%），仅有 1 项研究失访率较高，其中有 18 例受试者从分析中排除，原因为系统使用了抗生素、妊娠 / 哺乳，以及其他皮肤病。

6 项研究（H94,H95,H96~H98,H100）将中医证型作为纳入标准，其中 1 项研究（H95）采用 1 个自拟外洗方对 3 种中医证型（脾虚质、湿滞质、心火偏盛质）的受试者进行了评价。4 项研究中均包含湿热证（H94,H96~H98），其他证型包括血虚风燥证（H100）。

14 项研究单独评价了外用中药的疗效（H99~H102,H106,H108~H111,H113~H117），11 项研究（H94~H98,H100,H103~H105,H107,H112）评价了外用中药联合西药的疗效。许多外用中药处方是研究者自拟方，其中金鱼外洗方的研究有 4 项（H94~H97）；金黄膏的研究有 2 项（H108,H109）；另外 1 项研究对单独使用复方榴莲皮软膏以及复方榴莲皮软膏联合西药进行了评价（H100），复方榴莲皮软膏含有榴莲皮、马齿苋、薄荷脑。

24 项 RCTs 包含 66 味不同的中药，使用频率最高的外用中药是黄柏（7 次）（表 5-13），其他使用频率较高的中药包括苦参、鱼腥草、金银花、紫苏叶。

表 5-13 外用中药类随机对照试验常用中药

中药名称	植物学名	使用频数
黄柏	*Phellodendron chinense* Schneid.	7
苦参	*Sophora flavescens* Ait.	6
鱼腥草	*Houttuynia cordata* Thunb.	5
金银花	*Lonicera japonica* Thunb.	4
紫苏叶	*Perilla frutescens*（L.）Britt.	4
五味子	*Schisandra chinensis*（Turcz.）Baill.	4
薄荷	*Mentha haplocalyx* Briq.	3
大黄	*Rheum* spp.	3
地肤子	*Kochia scoparia*（L.）Schrad.	3
甘草	*Glycyrrhiza* spp.	3
黄芩	*Scutellaria baicalensis* Georgi	3
马齿苋	*Portulaca oleracea* L.	3
白矾	Potassium aluminium sulfate	2
白鲜皮	*Dictamnus dasycarpus* Turcz.	2
姜黄	*Curcuma longa* L.	2
荆芥	*Schizonepeta tenuifolia* Briq.	2
榴莲皮	*Durio* spp.	2

研究中使用的对照药物包括外用糖皮质激素药膏（TCS）、外用钙调神经磷酸酶抑制剂（TCI）、局部抗生素联合 TCS、抗组胺药、抗真菌药和保湿剂。2 项研究（H107，H117）比较了外用中药与安慰剂的疗效,其中 1 项研究采用安慰剂与局部抗组胺药物联合应用作为对照药物。

2. 偏倚风险

所有的研究均提及采用随机的方法进行分配,然而,许多研究缺乏方法学方面的细节内容（表 5-14）。其中 4 项研究（H101,H103,H105,H112）使用随机数字表,1 项研究使用计算机 SAS 软件进行随机分组（H110）,以上 5 项研究随机序列的产生均判断为"低风险";另外 1 项研究（H114）因描述表达错误,因此判断为"高风险"。所有的研究在随机分配隐藏方面均未描述隐藏的细节,故判断为"不确定"偏倚风险。

1 项研究对受试者和研究人员均实施了盲法,在盲法的实施方面判断为"低风险"偏倚;3 项研究在受试者盲法方面没有描述足够的细节(H117,H100,H102),故评价为"不确定"偏倚风险;2 项研究(H116,H117)对是否对研究者实施盲法没有提供足够的信息,判断为"不确定"偏倚风险;大多数研究的干预措施可明显辨别分组,因此对受试者与研究者实施盲法方面被评为"高风险"。3 项研究(H110,H114,H116)对结局评价者实施了盲法,2 项研究使用仪器进行结局指标的客观评价,不会因缺少盲法而受到影响(H102,H109)。

1 项研究没有描述随访过程中受试者脱失的理由,也未采用统计学方法来解释缺失的数据(H117),这项研究在不完整结局数据方面被判断为"高风险";另外 1 项研究(H109)因为受试者从研究退出,并没有给出理由,故被评为"不确定"偏倚风险;其他研究无缺失数据,或者描述了缺失的理由,故被评价为"低风险"。所有研究均未发表研究方案(电子数据库或者临床试验注册网站),因此选择性结局报告被评为"不确定"。

表 5-14　外用中药类随机对照试验的偏倚风险评估

偏倚风险评估维度	低风险 /n(%)	不确定风险 /n(%)	高风险 /n(%)
随机序列产生	5(20.8)	18(75.0)	1(4.2)
分配方案隐藏	0(0)	24(100)	0(0)
对受试者设盲	1(4.2)	3(12.5)	20(83.3)
对研究者设盲	1(4.2)	2(8.3)	21(87.5)
对结局评价者设盲	5(20.8)	19(79.2)	0(0)
不完整的结局数据	22(91.7)	1(4.2)	1(4.2)
选择性结局报告	0(0)	24(100)	0(0)

另外,1 项研究(H106)报道了治疗组患者较对照组患者明显多(60 vs. 45),两组患者参与人数的不同并没有描述,这些在一定程度上对结果也可能会产生一些偏倚,值得注意。

3. 疗效评价指标

5 项研究采用 SCORAD 进行评价,4 项研究采用 EASI 进行评价,6 项研究对患者报告的症状及复发进行了评价;2 项研究对生活质量进行了评价;

8项研究报告了有效率;许多研究同时报道了以上几个评价指标,由于研究结果呈现的形式不同,不能进行重新分析。因此,很少研究能进行Meta分析。

（1）SCORAD

1）单独外用中药

1项研究(n=60)比较了外用复方榴莲皮软膏与糠酸莫米松乳膏的疗效,治疗28天后,2组在SCORAD积分改善方面差异无显著性(MD 1.47［–3.64,6.58］)(H100)。

2）外用中药＋西药 vs. 西药

5项研究(n=664,H95~H98,H100)均采用了SCORAD进行评价,并进行了Meta分析,结果显示中西医结合治疗组SCORAD积分较西药对照组低3.06分(［–5.84,–0.29］,I^2=94%),异质性很大。由于5项研究在随机序列的产生方面均评为"不清楚"偏倚风险,且疗程相近,使用的外用中药均不相同,因此不能进行亚组分析。对于这一研究结果的解释要谨慎。

Meta分析纳入的1项研究中,根据证型的不同对外用中药进行了评价(H95),这项研究中共纳入180例受试者,湿热质、心火偏盛质、脾虚质每组30例,所有的治疗组均接受了中药外用联合西药治疗,中药外用方为金鱼外洗方(研究者自拟方),由鱼腥草、金银花、五味子、黄柏、紫苏叶组成,研究结果显示金鱼外洗方联合赛庚啶片与赛庚啶片疗效比较差异没有显著性:湿热质(MD 0.00［–1.86,1.86］),心火偏盛质(MD–0.30［–2.06,1.46］),脾虚质(MD–0.40［–2.36,1.56］)。

（2）EASI

1）单独外用中药

3项研究采用EASI评价了单独外用中药的临床疗效,其中2项研究(n=121)比较了外用中药与西药的疗效,Meta分析显示外用中药与西药在改善EASI评分方面没有显著性差异(MD 0.21［–0.33,0.74］,I^2=0%)(H111,H116);另外1项研究(n=90)比较了金黄膏与润肤剂的疗效(H108),治疗结束后2组药物对EASI评分的改善没有显著性差异(MD–1.77［–3.82,0.28］)。

2）外用中药＋西药 vs. 西药

1项研究(n=63)比较了中药药浴联合0.03%他克莫司乳膏与单独采用0.03%他克莫司乳膏的疗效,结果显示中西医结合治疗组较单独西药对照组

EASI 评分降低了 6.30 分（95%*CI*［-7.95,-4.45］）。

(3)其他临床体征

8 项研究（H94,H99,H102,H104,H110,H114,H116,H117）采用其他临床体征进行了评价,包括红斑、渗出、苔藓样变、经表皮水分丢失（TEWL）、三项严重度评分（TIS）等。

1）单独外用中药

2 项研究采用 Rajka & Langeland 评分标准（H99）或临床应答的总体情况（H117）进行疗效评价,但是研究结果未能进行重新分析。中药肤悦康洗剂较西药对照组（氯雷他定联合 3% 硼酸溶液）SASSAD 积分降低 10.10 分（［-12.26,-7.94］）（*n*=115,H110）。丁香罗勒乳膏对丘疹积分的改善明显优于哈西奈德对照组（*MD*-0.27［-0.47,-0.07］）（*n*=80,H114）,对于苔藓样变的改善方面,治疗结束后哈西奈德乳膏组苔藓样变皮损全部消失,哈西奈德乳膏优于丁香罗勒乳膏组。

1 项研究（*n*=120,H102）显示,与糠酸莫米松乳膏比较,复方榴莲皮软膏不但可以显著改善角质层的含水量（*MD* 9.29［6.85,11.73］）,而且可以显著降低经表皮水分丢失（TEWL）（*MD*-7.1［-8.82,-5.38］）。

另外一项研究（H116）外用 Tzu-yun 软膏治疗后与对照组（戊酸倍他米松乳膏）比较,三项严重度评分（TIS）未见明显改善（*MD* 0.52［-1.64,0.60］）。

2）外用中药 + 西药 vs. 西药

2 项研究（H94,H104）比较了外用中药联合西药与西药的疗效,从单个研究来看,是有希望的研究结果。其中 1 项研究（*n*=120,H104）采用 4 级评分法对皮损严重程度、瘙痒进行评价,结果显示中药煎剂外洗联合外用糖皮质激素软膏（尤卓尔）较单独外用尤卓尔降低 1 分（［-1.12,-0.88］）。另外 1 项研究（*n*=120,H94）采用 3 项体征（水肿、红斑和渗出）进行评价,与扑尔敏片比较,金鱼外洗方（研究者自拟方）联合扑尔敏片治疗组红斑评分降低 0.71 分（［-0.86,-0.56］）,渗出评分降低 1.39 分（［-1.48,-1.30］）,水肿评分无显著性差异（*MD*-0.16［-0.34,0.02］）。

(4)瘙痒

5 项研究（H94,H95,H97,H99,H114）评价了中药对于瘙痒的疗效。其中对(外用中药＋西药)vs. 西药的研究进行了 Meta 分析。

1)单独外用中药

2 项研究(H99,H114)报道了外用中药对瘙痒的疗效,其中 1 项研究的数据不能进行再分析(H114)。另外 1 项研究采用 4 级评分法对瘙痒严重程度进行评价,结果显示丁香罗勒乳膏较哈西奈德乳膏瘙痒严重程度评分降低 0.47 分([−0.74,−0.20])(H99)。

2)外用中药＋西药 vs. 西药

3 项研究比较了外用中药联合西药与西药的疗效,其中 2 项研究(H95, H97)采用视觉模拟评分法(VAS)对瘙痒严重程度进行评价,另外 1 项研究未报告具体评价方法(H94)。与西药对照组比较,外用中药联合西药对于瘙痒程度改善的差异没有显著性(SMD−0.63[−1.47,0.21],I^2=95%)。根据瘙痒的评价方法进行亚组分析,采用 VAS 法评价的研究中,组间比较差异没有显著性;对于没有详细说明瘙痒是如何评价的研究中,治疗结束后外用中药联合西药治疗组较西药对照组瘙痒严重程度评分降低 4 分(表 5-15)。

表 5-15　外用(中药＋西药)vs. 西药:瘙痒的严重程度

评价指标	研究数 (患者数)	相对效应 / 效应量 [95% CI]	I^2	纳入研究
瘙痒严重程度(全部)	3(546)	SMD−0.63[−1.47,0.21]	95%	H94,H95,H97
瘙痒严重程度(VAS 法)	2(426)	MD−0.29[−0.62,0.03]	0%	H95,H97
瘙痒严重程度(NS)	1(120)	MD−4.00[−4.57,−3.43][*]	NA	H94

注:[*]有统计学意义。CI:置信区间;NA:不适用;NS:未特殊说明。

Meta 分析纳入的 1 项研究(H95)分别报道了中药外洗方对不同中医体质患儿瘙痒的疗效,结果显示中药外洗方对瘙痒的改善与对照组比较均未见明显差异:脾虚质(n=60,MD−0.20[−1.10,0.70]),湿滞质(n=60,MD−0.20 [−1.08,0.68]),心火偏亢质(n=60,MD−0.47[−1.31,0.37])。

(5)患者报告的其他症状

2 项研究(n=426)采用 VAS 法对睡眠障碍程度进行了评价(H95,H97),研究结果显示金鱼外洗方联合赛庚啶片治疗组较单独使用赛庚啶片组的睡眠障碍程度降低 1.39 分([−1.85,−0.93],I^2=57%)。其中 1 项研究(n=180,H95)根据中医体质的不同分别报道了结果,其中湿滞质患者和脾虚质患者的睡眠障碍程度评分较对照组分别降低 1.70 分([-2.26,-1.14])和 1.87 分([-2.72,-1.02]),心火偏盛质患者在两组之间的差异无统计学意义(MD-0.56[-1.32,0.20])。另外 1 项研究($n=64$)采用 VAS 法对瘙痒严重程度和睡眠障碍程度进行综合评价,结果显示三味清热止痒洗剂联合 TCS 较单独使用 TCS 的 VAS 评分降低了 2.13 分([-3.02,-1.24])(H98)。

(6)复发

1)单独外用中药

2 项研究(H100,H116)比较了外用中药与西药对特应性皮炎复发的疗效,复发所采用的评价标准不同,未能进行汇总分析。其中 1 项研究($n=32$)对临床治愈和显效患者进行了随访,治疗后 2 个月复方榴莲皮软膏较糠酸莫米松乳膏的复发率低(RR 0.32[0.11,0.92])(H100)。另外 1 项研究($n=31$)治疗结束后对所有患者进行了随访 4 周,结果显示外用 Tzu-Yun 软膏与戊酸倍他米松乳膏复发率比较差异无显著性(RR 1.07[0.17,6.64])(H116)。

2)外用中药 + 西药 vs. 西药

5 项研究比较了外用中药联合西药与单独使用西药的复发率。对所有的受试者或者治愈 / 显效患者进行随访 6 个月内的随访结果均显示中西医结合治疗组较西药对照组复发率低(表 5-16)。

表 5-16 (外用中药 + 西药)vs. 西药:复发率

评价标准	研究数 (患者数)	相对效应 /RR [95% CI]	I^2	纳入研究
所有受试者,治疗结束 后随访 6 月内	2(184)	0.45[0.25,0.82]*	0	H103,H104
治愈 / 显效患者,治疗 结束后随访 6 月内	3(149)	0.27[0.17,0.44]*	0	H100,H105,H112

注:*有统计学意义。RR:相对危险度;CI:置信区间。

(7)生活质量

1)单独外用中药

1 项研究($n=60$)采用 DLQI 和 CDLQI 评价了外用中药对患者生活质量

的影响(H100),治疗 28 天后显示复方榴莲皮软膏与糠酸莫米松乳膏对照组之间无显著性差异(*MD* 1.24〔–0.38, 2.86〕)。

2)中药外用 + 西药 vs. 西药

2 项研究比较了外用中药联合西药与单独使用西药对生活质量的影响(H100, H103)。其中 1 项研究(*n*=60)比较了复方榴莲皮软膏联合糠酸莫米松乳膏与单独使用糠酸莫米松乳膏的疗效,采用 CDLQI 与 DLQI 进行评价,结果显示两组之间差异没有显著性(H100)。另外 1 项研究(*n*=64, H103)比较了中药药浴联合他克莫司与单独使用他克莫司的疗效,采用 DLQI 进行生活质量的评价,结果显示中西医结合治疗组较西药组 DLQI 积分降低了 1.77 分(〔–2.20, –1.34〕)。

(8)有效率

1)单独外用中药

6 项研究参照《中医病证诊断疗效标准》(1994)或《中药新药临床研究指导原则(试行)》(2002)对单独外用中药治疗特应性皮炎的有效率进行评价。结果显示,单独外用中药与西药之间比较差异均无统计学意义(表 5-17)。

表 5-17　外用中药 vs. 西药:有效率

参考标准	研究数 (患者数)	相对效应 /*RR*〔95% *CI*〕	I^2	纳入研究
《中医病证诊断疗效标准》(1994)	4(417)	1.02〔0.95, 1.10〕	31%	H106, H110, H111, H113
《中药新药临床研究指导原则(试行)》(2002)	2(210)	1.14〔0.67, 1.95〕	91%	H99, H100

注:*RR* 为相对危险度;*CI* 为置信区间。

2)外用中药 + 西药 vs. 西药

2 项研究(*n*=194)(H103, 105)参照《中医病证诊断疗效标准》(1994),以有效率作为评价标准,比较外用中药联合西药与西药的疗效,结果显示两组之间差异无显著性(*RR* 1.05〔0.76, 1.45〕,I^2=82%)。另外 1 项研究(*n*=60)参照《中药新药临床研究指导原则(试行)》(2002)有效率的标准进行评价,结果显示两组之间差异无显著性(*RR* 0.89〔0.72, 1.10〕)(H100)。

4. GRADE 评价

根据现有的临床实践指南、中医诊疗方案专家共识、专家意见及纳入研究的具体情况,对重要的 PICO 问题做进一步的 GRADE 证据质量评价。

(1)外用中药 vs. 外用糖皮质激素(TCS)

6 项研究(H100,H102,H111,H113,H114,H116)比较了外用中药与 TCS 的疗效。中等水平研究证据显示,外用中药与 TCS 对 SCORAD 积分的改善程度相当(表 5-18);低水平研究证据显示外用中药与 TCS 比较可显著降低瘙痒的严重程度(采用 4 级评分方法);低水平研究证据显示外用中药与 TCS 在有效率方面无明显差异;2 项研究报道了复发率,但采用的评价标准不同,未能进行合并分析。

表 5-18 外用中药 vs.TCS 结果总结表

结局指标 (疗程)	患者数 (研究数)	绝对效应		相对效应 / 效应量 [95% *CI*]	证据质量 (GRADE)
		中药外用	TCS		
SCORAD (28 天)	60(1RCT)	45.84 分	44.37 分	*MD* 1.47 [−3.64,6.58]	⊗⊗⊗○ 中等 [1]
瘙痒严重度 (4 周)	80(1RCT)	0.29	0.76	*MD*−0.47* [−0.74,−0.20]	⊗⊗○○ 低等 [1,2]
有效率 (7 天~4 周)	265(2RCTs)	94/100	95/100	*RR* 0.99 [0.93,1.05]	⊗⊗○○ 低等 [1,3]
不良事件	5 项研究均报告了不良事件 治疗组:灼热刺痛感 4 例;药膏将衣服染色 3 例;红色丘疹伴瘙痒感加重 1 例 对照组:皮肤萎缩 7 例;皮肤感染 5 例;毛细血管扩张 4 例;毛囊炎样皮疹 3 例;局部轻度不适 3 例;激素性潮红 3 例;皮肤刺痛烧灼感 3 例,色素沉着 2 例				
纳入研究: SCORAD:H100 瘙痒程度:H114 有效率:H111,H113					

注:* 存在统计学显著性差异;[1] 样本量小,影响了结果的准确性;[2] 随机序列的产生和分配隐藏的"高风险";[3] 受试者和研究人员未设置盲法。CI: 置信区间;SCORAD: 特应性皮炎积分;MD: 均数差;RR: 相对危险度;RCT: 随机对照试验。

（2）外用中药 +TCS vs. TCS

4 项研究（H98,H100,H104,H112）比较了外用中药联合 TCS 与 TCS 的疗效,低级别的证据显示外用中药联合 TCS 较单独使用 TCS 可显著降低 SCORAD 评分以及复发率（表 5-19）。

表 5-19　外用中药 +TCS vs.TCS 结果总结表

结局指标（疗程）	患者数（研究数）	绝对效应		相对效应 / 效应量［95% CI］	证据质量（GRADE）
		外用中药+TCS	TCS		
SCORAD（平均 4 周）	124（2RCTs）	25.83 分	29.75 分	MD−3.92*［−5.82,−2.02）	⊗⊗○○LOW[1,2]
		MD：降低了 3.92 分			
复发[3]（平均 3 周）	78（2RCTs）	17/100	77/100	RR 0.22*［0.09,0.56）	⊗⊗○○LOW[1,2]
		平均每 100 例减少 60 例（每 100 例减少 34~70 例）			
复发[4]（2 周）	120（1RCT）	18/100	40/100	RR 0.46*［0.25,0.85）	⊗⊗○○LOW[1,2]
		平均每 100 例减少 22 例（每 100 例减少 6~30 例）			
不良事件	3 项研究报道了不良事件（H98,H100,H112）治疗组：报道没有不良事件发生对照组：轻度的药物依赖性,未报告例数				
纳入研究：SCORAD:H98,H100复发[3]:H100,H112复发[4]:H104					

注：* 存在统计学显著性差异；[1] 受试者和研究人员未设置盲法；[2] 样本量不足影响了结果的准确性；[3] 治愈 / 显效的患者,治疗结束后随访 6 个月内；[4] 参加研究的所有患者,治疗结束后随访 6 个月内。CI：置信区间；MD：均数差；SCORAD：特应性皮炎积分；RR：相对危险度；RCT：随机对照试验。

（3）外用中药 +TCI vs. TCI

1 项研究（H103）比较了外用中药联合 TCI 与单独使用 TCI 的疗效,中西医结合治疗组治疗结束后 3 个月的复发率较单独使用 TCI 低,但差异没有统计学意义（表 5-20）。中药外用联合 TCI 对生活质量 DLQI 评分优于单独使用 TCI 对照组；两组有效率比较（参照《中医病证诊断疗效标准》）差异无显著性。以上 3 个结局指标的证据质量等级均为低。

表 5-20　外用中药 +TCI vs. TCI 结果总结表

结局指标 （疗程）	患者数 （研究数）	绝对效应		相对效应/效 应量［95% CI］	证据质量 （GRADE）
		外用中药联合 TCI	TCI		
复发[3] （3 周）	64（1RCT）	3/100	9/100	RR 0.35 ［0.04,3.23］	⊗⊗○○ LOW[1,2]
		平均每 100 例减少 6 例 （每 100 例减少 9 例～增加 20 例）			
DLQI （3 周）	64（1RCT）	4.76 分	6.53 分	MD−1.77* ［−2.20,−1.34］	⊗⊗○○ LOW[1,2]
		平均降低 1.77 分 （降低 1.34~2.2 分）			
有效率 （3 周）	64（1RCT）	77/100	88/100	RR 0.88 ［0.7,1.11］	⊗⊗○○ LOW[1,2]
		平均每 100 例减少 11 例 （每 100 例减少 10~26 例）			
不良事件	治疗组不良事件：灼热感 2 例；皮肤干燥 1 例；其他 1 例 对照组不良事件：灼热感 3 例；丘疹 2 例；瘙痒 1 例；干燥 1 例；其他 5 例				
纳入研究： 复发：H103 DLQI：H103 有效率：H103					

注：* 存在统计学显著性差异；[1] 受试者和研究人员未设置盲法,对结局评价者设盲不清楚；[2] 样本量不足影响了结果的准确性；[3] 参加研究的所有患者,治疗结束后随访 3 月。CI：置信区间；DLQI：皮肤病生活质量指数；MD：均数差；RR：相对危险度；RCT：随机对照试验。

5. 阳性结果 Meta 分析的 RCTs 所含中药总结

上述 Meta 分析显示中药外用对于降低 SCORAD 积分、复发率方面是有效的。Meta 分析纳入了 5 项研究,虽然纳入研究的数目比较少,但是这些研究中使用的中药可以为进一步的研究或者临床实践提供指引。表 5-21 列举了最常用的外用中药。

6. 外用中药类随机对照试验的安全性评价

17 项研究（治疗组 878 位受试者,对照组 781 位受试者）（H94~H96,H98,H100,H101,H103,H105~H107,H109,H111~H116）报道了不良事件。其中 6 项研究（H94~H96,H98,H106,H112）报道未发现不良事件。对照组患者发生的不良事件较中药治疗组人次多（50 vs. 36）。

表 5-21   阳性结果 Meta 分析的 RCTs 所含外用中药总结表

结果分类	Meta 分析数 （研究数）	中药名称	植物学名	使用频数
临床体征	1（5）	五味子	*Schisandra chinensis*（Turcz.）Baill.	3
		紫苏叶	*Perilla frutescens*（L.）Britt.	3
		金银花	*Lonicera japonica* Thunb.	3
		鱼腥草	*Houttuynia cordata* Thunb.	3
		黄柏	*Phellodendron chinense* Schneid.	3
复发	1（5）	苦参	*Sophora flavescens* Ait.	3
		黄柏	*Phellodendron chinense* Schneid.	2
		马齿苋	*Portulaca oleracea* L.	2

注：临床体征，见外用中药＋西药 vs. 西药，且以 SCORAD 作为评价指标的研究内容。
复发，参照表 5-16。

中药与西药对比的临床研究中，中药治疗组中发生的 23 例不良事件主要是发生于皮肤，包括 7 例烧灼及痒痛感加重，5 例皮肤色素沉着，4 例灼痛感，2 例轻微刺激症状，1 例局部发红，1 例红色丘疹伴瘙痒加重；3 例患者报告外用药物染色了衣服。

中西医结合与西药对比的临床研究中，中西医结合组报道了 13 例不良事件，包括 4 例局部皮肤发红，4 例轻度胃肠道反应；2 例皮肤烧灼感；1 例皮肤干燥，1 例出现红斑伴瘙痒及刺痛感；另外 1 例不良事件未详细说明。

常规西药对照组报道了 50 例不良事件，其中出现皮肤刺激不适或烧灼刺痛感 10 例；皮肤萎缩 7 例；胃肠道反应 5 例；皮肤感染 5 例；毛细血管扩张 4 例；激素性潮红 3 例；毛囊炎样皮疹 3 例；色素沉着 2 例；丘疹 2 例；瘙痒加重 2 例；皮肤潮红灼热 1 例；皮肤干燥 1 例；轻度药物依赖性，未报告发生例数；此外 5 例不良事件未详细说明。

（二）外用中药类的非随机对照试验

1. 基本特征

4 项非随机对照试验（H118~H121）评价了外用中药治疗特应性皮炎的疗效，其中 3 项研究在中国进行，均为二臂试验；第 4 项研究（H121）在日本进行，为三臂试验。研究共纳入 237 例受试者，男性多于女性（男性 130 人，女性 107 人)。其中 1 项研究纳入了儿童和成年人(H120),另外 2 项研究中受试者为平均年龄 2 岁内婴儿(H118,H119),第 4 项研究中受试者的平均年龄为 15.6 岁(H121)。疗程 3 天(H118)至 3 周(H121)不等。以上研究治疗完成后均未进行随访。

纳入的研究均未对中医证型进行描述。外用处方均是研究者自拟方,对同一个处方未进行过 2 次或以上评价。此外,每个研究处方所使用的中药均是单一的,没有单味中药在两个研究中出现。外用中药与外用西药进行对比的研究中,对照药物包括 TCS 和保湿剂(H118,H119)、凡士林或者生理盐水(H121)或者未予治疗(此项研究为左右对照试验)(H120)。

2. 疗效评价指标

研究报告了临床体征(H120、H121)、有效率(H118、H119)、不良事件(H120、H121);其中 1 项研究患者对自身皮损改善程度进行主观评价(H120)。没有研究报道外用药物对特应性皮炎复发或者生活质量的影响。

(1)临床体征

2 项研究报道了特应性皮炎的临床体征,仅有 1 项研究(H120)呈现的数据允许再次分析,这项研究(n=80)按照 4 级评分标准对红斑、丘疹、浸润肥厚、干燥程度进行评价,分数越高,提示皮损越严重,最高分为 12 分,与非治疗侧比较,保湿霜(含马齿苋及牛油果树提取物)可以明显降低特应性皮炎的病情严重程度(MD-2.40〔-2.72,-2.08〕)。

(2)患者报告的症状

上述研究(H120)除了对临床体征评价外,同时采用患者对自身皮损改善程度进行了自评,结果显示保湿霜较对照组皮损严重程度降低了 2.1 分(〔-2.46,-1.74〕)。

(3)有效率

2 项研究(n=190)参照《中医病证诊断疗效标准》(1994)中的有效率进行了评价,结果显示外用中药与对照组(TCS 与保湿剂联合应用)有效率比较无显著性差异(RR 1.33〔0.3,2.80〕,I^2=94%)(H118,H119)。

3. 对照试验中外用药物的安全性

2 项研究(治疗组 96 例受试者,对照组 94 例受试者)报道了不良事件,其中 1 项研究报道未见不良事件发生(H121),另外 1 项研究外用中药后局部出现瘙痒感 1 例,灼热感 1 例(H120)。

(三)外用中药类的无对照研究

1. 基本特征

本章节中纳入 10 项关于外用中药的无对照研究(H122~H131),其中 1 项研究是病例报告(H131),其余研究均是病例系列。10 项研究(n=619)中,有 2 项研究报告了中医证型(H122,H125),每项研究报告了 2 个中医证型,分别为湿热证和血虚风燥证(H122),脾虚血燥证和阴虚血燥证(H125)。

3 项研究评价了外用中药联合西药的疗效,使用的西药分别为他克莫司软膏(H125)、地奈德乳膏(H129)以及其他药物(H131)。多项研究评价的处方和制剂均是研究者自拟方或自研药,另外有 2 项研究外用丹皮酚软膏(H129)和苦瓜(H131)(表 5-22)。

表 5-22 外用中药类无对照研究常用中药

中药名称	植物学名	使用频数
白鲜皮	*Dictamnus dasycarpus* Turcz.	3
苍术	*Atractylodes* spp.	3
大黄	*Rheum* spp.	3
苦参	*Sophora flavescens* Ait.	3
当归	*Angelica sinensis* (Oliv.) Diels	2
地肤子	*Kochia scoparia* (L.) Schrad.	2
防风	*Saposhnikovia divaricata* (Turcz.) Schischk.	2
黄芩	*Scutellaria baicalensis* Georgi	2
荆芥	*Schizonepeta tenuifolia* Briq.	2
马齿苋	*Portulaca oleracea* L.	2
蛇床子	*Cnidium monnieri* (L.) Cuss.	2

2. 外用中药治疗特应性皮炎的安全性

5 项研究(H125,H127~H130)纳入了 386 位受试者,其中 1 项研究(H130)报告没有不良事件发生。其余研究报告的不良事件包括皮肤的瘙痒、刺痛、红斑、干燥、脱屑和皮疹加重。此外,2 例患者尿液中出现红细胞,随后自行消失。

五、口服加外用中药类的临床研究证据

33 项研究(*n*=2 607)采用口服中药联合外用中药治疗特应性皮炎,其中 18 项是随机对照研究(H20,H51,H132~H147),1 项是非随机对照研究(H48),其余 14 项是无对照研究(H149~H162)。

(一)口服加外用中药类的随机对照试验

1. 基本特征

18 项 RCTs(*n*=1 859)中,17 项研究在中国内地进行,1 项研究(H143)在中国香港进行。大多数研究是在医院门诊开展,其中 2 项研究中既包含有门诊患者,也有住院患者(H145,H146)。所有研究中有 2 项研究为三臂平行试验(H20,H51),其余研究均为二臂平行试验。所有患者的病程为 5 天~40 年。5 项研究(H132,H133,H140,H141,H147)的受试对象为儿童,其余研究纳入的受试者包括成人和儿童。受试者的年龄为 12 个月(H140)~80 岁(H144),平均年龄为 14 岁。

研究中采用的疗程从 15 天至 3 个月 /12 周不等(H20,H51,H133),大多数研究治疗为 4 周或者 8 周。8 项 RCTs 在治疗结束后对受试者进行了随访,随访时间分别为 3 个月(H134,H146),6 个月(H20,H51,H137,H138)和 12 个月(H136,H144)。4 项研究报道了随访过程中有受试者脱落(H51,H134,H138,H139),各组脱落的受试者数目大致相近。

7 项研究将中医证型作为纳入标准,其中 3 项研究(H137~H139)采用的是血虚风燥证,其他中医证型包括湿热蕴盛型(H133)、脾虚湿蕴型(H133)、风湿蕴肤型(H134)、脾虚血燥型(H145)、湿热型(H146)。此外,有 6 项研究采用辨证论治进行治疗,包括风湿蕴肤型(H135,H144)、血虚风燥型(H135,H144)、湿热型 / 湿热蕴结型(H140,H141)、脾虚湿蕴型(H140)、脾虚血燥型(H141)、热胎型(H142)、脾湿型(H142)、阴虚血燥型(H142)、脾虚心火型(H51)。

1 项 RCT(H142)比较了中药(口服中药加外用中药)联合西药(氯雷他定片和维生素 C 片)与西药的疗效,其他研究均比较了口服中药联合外用中

药与西药的疗效。许多内服或外用中药处方未命名，很多是研究者自拟的处方。其中 2 项研究（H135、H142）对除湿胃苓汤进行了评价。

RCT 中口服与外用药物共使用了 74 味（表 5-23），其中茯苓和甘草的使用频率为 15 次，其他常用的中药包括白鲜皮、生地黄、薏苡仁等。

表 5-23　口服中药 + 外用中药随机对照试验中常用中药

中药名称	药物学名	使用频数
茯苓	*Poria cocos*（Schw.）Wolf	15
甘草	*Glycyrrhiza* spp.	15
白鲜皮	*Dictamnus dasycarpus* Turcz.	12
生地黄	*Rehmannia glutinosa* Libosch.	11
薏苡仁	*Coix lacryma-jobi* L.var.*mayuen*（Roman.）Stapf	11
当归	*Angelica sinensis*（Oliv.）Diels	9
白术	*Atractylodes macrocephala* Koidz.	8
龙骨	Fossilised bone	8
金银花	*Lonicera japonica* Thunb.	7
牡蛎	*Ostrea* spp.	7
蒺藜	*Tribulus terrestris* L.	6（4）
地肤子	*Kochia scoparia*（L.）Schrad.	6
泽泻	*Alisma orientalis*（Sam.）Juzep.	6
白芍	*Paeonia lactiflora* Pall.	5
苍术	*Atractylodes* spp.	5
淡竹叶	*Lophatherum gracile* Brongn.	5
骨碎补	*Drynaria fortunei*（Kunze）J.Sm.	5
黄柏	*Phellodendron chinense* Schneid.	5
苦参	*Sophora flavescens* Ait.	5

采用的对照药物中至少有一个是指南推荐的药物，包括：局部糖皮质激素（TCS）、口服抗组胺药物、外用硼酸溶液等。一些研究使用了指南推荐的药物联合其他药物治疗，其他药物包括口服维生素 C（H135，H141，H142），口服转移因子（H141），外用皮康霜（H132）。此外，2 项研究采用了西药与安

慰剂作为对照。

2. 偏倚风险

所有的研究均提到"随机",其中5项研究(H51,H134,H138,H139,H145)描述了采用随机数字表进行分组,判断为"低风险"。1项研究(H51)由一位独立的研究者进行中央随机化分配,随机分配隐藏判断为"低风险"。一些研究由于治疗组和对照组的干预措施明显辨别分组,不可能对受试者实施盲法。另外1项研究(H51)描述患者的研究代码和使用的药物对研究者隐藏,并且盲法的实施判断为有效,因此研究者设盲方面的偏倚风险判断为"低风险";其余研究对研究者设盲方面均为"高风险"。对结局评价者设盲方面的评价,1项研究(H51)采用独立的第三方评价,被判断为"低风险";另外1项研究报告采用第三方评价,但是没有提供详细信息或者细节内容,故评为"不确定"偏倚风险。

12项研究(H20,H132,H133,H135~H137,H140~H144,H146)报告了没有数据缺失,故在不完整结局数据方面判断为"低风险";5项研究报道受试者从研究中脱失,但是两组之间的脱失比较均衡(H51,H134,H139)或者采用合适的统计学方法对数据进行了分析(H51,H138,H147),因此判断为"低风险";1项研究(H145)报告有受试者脱失,但未报告具体原因,在不完整结局数据方面被评为"不确定"。1项研究(H51)注册了临床试验方案并且报告了所有的结局指标,因此,判断为"低风险";另外1项研究(H146)对于复发的指标没有在结果中报告,因此,在选择性结局报告方面判断为"高风险"偏倚。总体来看,方法学质量偏低(表5-24)。

表5-24　口服中药+外用中药类随机对照试验的偏倚风险

偏倚风险评估维度	低风险 /n(%)	不确定风险 /n(%)	高风险 /n(%)
随机序列的产生	5(27.8)	13(72.2)	0(0)
分配方案的隐藏	1(5.6)	17(94.4)	0(0)
对参与者实施盲法	0(0)	0(0)	18(100)
对研究者实施盲法	1(5.6)	0(0)	17(94.4)
对结局评价者实施盲法	1(5.6)	17(94.4)	0(0)

续表

偏倚风险评估维度	低风险 /n(%)	不确定风险 /n(%)	高风险 /n(%)
不完全的结局数据	17(88.9)	1(5.6)	0(0)
选择性结局报告	1(5.6)	16(88.8)	1(5.6)

虽然没有对所有的研究进行"其他风险偏倚"评估，但其中 1 项研究（H136）中纳入的两组受试者数目差距较大（治疗组 160 例，对照组 100 例），研究中也未描述随机的比例，也未说明任何原因。另外 1 项研究（H140）纳入的受试者为婴幼儿，部分婴幼儿年龄大约为 1 月，这项研究中对照组儿童采用醋酸氟轻松软膏外用，但是对于婴幼儿而言，这个激素强度是比较大的，此外，对于 1 个月大的婴儿内服中药是很少见的。

3. 疗效评价指标

口服中药联合外用中药研究中最常见的结局指标包括不良事件（14 项研究）和临床体征（10 项研究）。其中 7 项研究采用 SCORAD 评价了病情的严重程度，2 项使用了 EASI 进行评价，1 项研究采用了研究者开发的量表进行病情严重度评价。7 项研究对患者报告的症状进行评价，其中 4 项评价了瘙痒程度，2 项评价了睡眠和瘙痒的总体严重程度，1 项为患者的自我总体状态水平的评价。4 项研究报道了复发率；4 项研究对生活质量进行了评价，其中3 项使用的量表是 DLQI 与 CDLQI；6 项研究评价了有效率。

（1）SCORAD

7 项研究（H20，H51，H134，H137，H138，H146，H147）将 SCORAD 作为结局指标比较了单独口服中药联合外用中药与西药的疗效，其中 5 项研究采用的疗程为 8 周，并进行 Meta 分析（表 5-25），结果显示内服中药联合外用中药较西药对照组 SCORAD 积分降低了 4.82 分（[−8.90，−0.73]，I^2=69%）。由于存在显著的异质性，对"随机序列产生"偏倚风险评估为"低风险"的研究进行敏感性分析，异质性仍大。由于所有的研究采用的疗程均为 8 周，未能从疗程方面进行亚组分析。

2 项研究采用 SCORAD 比较了口服中药联合外用中药与常规西药联合中药安慰剂的疗效（H20，H51），其中 1 项研究（H20）的数据不能进行重新分析，结果显示口服中药联合外用中药较对照组（常规西药 + 中药安慰剂）

SCORAD 积分降低 11.05 分（[−14.44,−7.66]）；另外 1 项研究（H51）表明，口服中药联合外用中药与对照组（常规西药＋中药安慰剂）比较，在 28 周和 36 周时 SCORAD 积分均明显降低。

表 5-25　口服中药＋外用中药 vs. 西药：SCORAD

研究	研究数（患者数）	效应量/*MD*［95% *CI*］	I^2	纳入研究
所有研究	5(356)	−4.82［−8.90,−0.73］*	69%	H134,H137,H138,H146,H147
"随机序列产生"偏倚风险评估为"低风险"的研究	2(160)	−4.67［−13.41,4.07］	80%	H134,H138

注：* 存在统计学显著性差异。*MD*：均数差；*CI*：置信区间。

（2）EASI

2 项研究（*n*=146）采用 EASI 评估了特应性皮炎患者的临床体征，治疗 4 周后，治疗组（口服中药＋外用中药）EASI 评分较西药对照组降低了 1.30 分（［−2.48,−0.11］，I^2=59%）（H139,H145）。纳入研究的数目较少，是未能进行亚组分析来探索异质性偏高的原因。

（3）其他临床指标

1 项研究（H141）采用研究者自定义的方法综合评价了皮疹和瘙痒严重程度，评价方法未详细描述，治疗 1 个月后治疗组（研究者自拟的内服中药方＋外用中药方）较对照组（内服扑尔敏片、维生素 C 片、转移因子胶囊）皮疹和瘙痒严重程度的综合评分降低了 1.10 分（［−1.12,−1.08］）。

（4）瘙痒

4 项研究（H137,H139,H141,H145）采用视觉模拟评分法（VAS 法）或 4 级评分法评价了内服中药联合外用中药对瘙痒的影响，由于对瘙痒的评价方法不同，使用 *SMD* 来进行整体的 Meta 分析（表 5-26）。口服中药联合外用中药较单独采用西药组的瘙痒程度降低了 2.42 分（［−4.08,−0.76］），但异质性很大（I^2=97%），对随机序列产生判断为"低风险"的 2 项研究进行了敏感性分析，结果显示消除了异质性，口服中药联合外用中药对于瘙痒程度的改善优于西药对照组。此外，当采用 VAS 法或 4 级评分法进行亚组分析时，统计学异质性也随之降低了。采用 VAS 法进行的研究中,口服中药联合外用中药与西药对照组比较差异无统计学意义,采用 4 级评分法评价有统计学意义(表 5-26)。

表 5-26　口服中药 + 外用中药 vs. 西药:瘙痒

研究	研究数(患者数)	相对效应 / 效应量[95% CI]	I^2	纳入研究
所有研究	4(287)	SMD−2.42 [−4.08, −0.76]*	97%	H137,H139,H141,H145
疗程 4 周的研究	3(207)	SMD−3.61 [−6.20, −1.02]*	98%	H139,H141,H145
随机序列产生为低偏倚风险	2(147)	SMD−0.57 [−0.90, −0.24]*	0%	H139,H145
视觉模拟评分法	2(162)	MD−0.50 [−1.09, 0.09]	21%	H137,H145
4 级评分法	2(125)	MD−0.56 [−0.70, −0.42]*	32%	H139,H141

注:* 存在统计学显著性差异。MD:均数差;SMD:标准化均数差;CI:置信区间。

(5)患者报告的其他症状

2 项研究(n=160)(H134,H138)评价了瘙痒和睡眠障碍的综合情况,均采用 VAS 法进行评价,总分值范围为 0~20 分。Meta 分析显示口服中药联合外用中药与西药比较差异无显著性(MD−0.66 [−1.83, 0.50],I^2=0%)。

另外 1 项研究(H51)采用 VAS 法进行患者自评,分值范围为 0~10 分,分值越低,提示病情越严重,患者自我总体状态水平越差;分值越高,提示病情越轻,患者总体状态水平越好。由于数据的呈现形式未能进行再次分析,结果显示口服中药联合外用中药组患者在研究开始后的第 20 周、28 周、36 周较常规西药联合中药安慰剂组的总体状态水平好。

(6)复发率

4 项研究(H134,H136~H138)评价了口服中药联合外用中药对特应性皮炎复发的影响,根据治疗结束后对随访对象的不同分为:所有参与研究的患者、治疗结束后病情改善的患者;对于随访时间的不同分为:小于 6 个月、大于 6 个月。4 项研究治疗结束后均对病情改善的患者进行随访,其中 3 项研究(n=281)(H136~H138)对患者随访 6 个月或者 6 个月以上,结果显示内服中药联合外用中药组较西药对照组复发的风险低(RR 0.44 [0.35, 0.56],

I^2=0%);另外 1 项研究(n=47)治疗结束后对症状改善的患者随访 3 个月,结果显示研究者自拟的内服中药方联合外用中药组较西药对照组复发率低(RR 0.34 [0.14,0.84]),此外这项研究也报道了治疗结束后至出现病情复发的时间,口服中药联合外用中药组较西药对照组复发时间长 24.63 天 [20.84,28.42](H134)。

(7)生活质量

4 项研究(H20,H51,H137,H138)评价了口服中药联合外用中药对特应性皮炎生活质量的影响,其中 3 项研究(H20,H137,H138)的数据可以用来进一步分析,其中 1 项研究(H137)未报道评价所使用的工具,另外 1 项研究(H20)使用了 DLQI 与 CDLQI 进行评价,第 3 项研究(H138)根据年龄使用了 DLQI、CDLQI 以及婴儿皮肤病生活质量量表(IDLQI),采用 SMD 汇总数据并进行 Meta 分析。

2 项研究(n=142)(H137,H138)结果显示口服中药联合外用中药与西药对照组比较在生活质量的改善方面无明显差异(SMD-0.13 [-0.46,0.20],I^2=0%)。另外 1 项研究采用 DLQI 与 CDLQI 比较了口服中药联合外用中药与西替利嗪联合糠酸莫米松乳膏及中药安慰剂的疗效,研究结果相似,二组之间没有显著性差异(MD-1.70 [-6.01,2.61])。另外 1 项研究(H51)采用 DLQI 与 CDLQI 对生活质量进行了评价,研究结果显示在 36 周时,口服中药联合外用中药对特应性皮炎患者的生活质量的改善优于西药(糠酸莫米松乳膏、氯雷他定片)联合中药安慰剂治疗组。

(8)有效率

1)单独使用中药

6 项研究参照《中医病证诊断疗效标准》(1994)和《中药新药临床研究指导原则(试行)》评价了口服中药联合外用中药的有效率。1 项研究(H141)未报告结果,其余 5 项研究的结果显示二组之间的有效率无显著性差异,其中 4 项研究(n=423)(H132,H135,H143,H144)采用的有效率参照《中医病证诊断疗效标准》(1994)(RR 1.25 [0.89,1.76],I^2=94%);另外 1 项研究的(n=82)参照《中药新药临床指导原则》(RR1.16 [0.90,1.49])(H45)。

2)口服中药 + 外用中药 + 西药 vs. 西药

1 项研究(*n*=100)(H142)比较了口服 + 外用中药联合西药与单独使用西药的疗效,治疗组采用除湿胃苓汤或当归饮子辨证加减联合外用湿疹散及西药(氯雷他定片和维生素 C 片)进行治疗,对照组使用氯雷他定片和维生素 C 片,有效率标准参照《中医病证诊断疗效标准》(1994),结果显示中西医结合治疗组较西药对照组有效率高,差异有统计学意义(*RR* 1.21［1.02,1.44］)。

4. GRADE 评价

根据现有的临床实践指南、中医诊疗方案专家共识、专家意见,以及纳入研究的具体情况,对重要的 PICO 问题做进一步的 GRADE 证据质量评价,仅有 1 项研究符合以上要求。这项研究(H140)仅不良事件方面符合评价要求,结果显示整个研究过程中未见不良事件。

5. 阳性结果 Meta 分析的 RCTs 所含中药总结

口服中药联合外用中药可改善特应性皮炎的临床体征和瘙痒的严重程度,并且可以降低复发率。根据结局指标分类,对 Meta 分析显示治疗特应性皮炎有效的处方所含中药进行频数分析(表 5-27),结果提示茯苓和生地黄在 3 项结局指标的分类中均是常用药物,而且这 2 味中药在口服中药联合外用中药的 RCT 研究中的使用频次排在前 5 位(表 5-23)。

表 5-27 阳性结果 Meta 分析的 RCTs 所含中药总结表

结果分类	Meta 分析数(研究数)	中药名称	药物学名	使用频数
临床体征	1(5)	龙骨	Fossilised bone	5
		煅牡蛎	*Ostrea* spp.	4
		茯苓	*Poria cocos*(Schw.)Wolf	3
		骨碎补	*Drynaria fortunei*(Kunze)J.Sm.	3
		生地黄	*Rehmannia glutinosa* Libosch.	3
		地肤子	*Kochia scoparia*(L.)Schrad.	2
患者报告的症状	1(4)	生地黄	*Rehmannia glutinosa* Libosch.	4
		当归	*Angelica sinensis*(Oliv.)Diels	3
		茯苓	*Poria cocos*(Schw.)Wolf	3

续表

结果分类	Meta 分析数（研究数）	中药名称	药物学名	使用频数
患者报告的症状	1（4）	白鲜皮	*Dictamnus dasycarpus* Turcz.	2
		白术	*Atractylodes macrocephala* Koidz.	2
复发	1（3）	甘草	*Glycyrrhiza* spp.	4
		生地黄	*Rehmannia glutinosa* Libosch.	3
		龙骨	Fossilised bone	3
		白术	*Atractylodes macrocephala* Koidz.	2
		地肤子	*Kochia scoparia*（L.）Schrad.	2
		煅牡蛎	*Ostrea* spp.	2
		茯苓	*Poria cocos*（Schw.）Wolf	2
		骨碎补	*Drynaria fortunei*（Kunze）J.Sm.	2
		黄柏	*Phellodendron chinense* Schneid.	2
		黄连	*Coptis* spp.	2

注：临床体征，见口服中药＋外用中药 vs. 西药，且以 SCORAD 为评价指标的研究部分。

患者报告的症状（瘙痒），见表 5-26。

复发，详见复发的相关内容。

药物的使用频率有可能较研究数目多，与一些研究包含了多个中药处方有关。

6. 口服加外用中药类随机对照试验的安全性

14 项研究（H20，H51，H132~H135，H137~H140，H143，H145~H147）描述了不良事件，其中 4 项研究（H138~H140，H147）报道未见不良事件发生。报道不良事件发生的研究均是口服中药联合外用中药与西药的对照研究，其中口服中药联合外用中药治疗组不良事件发生的例数与西药组相似（54 vs. 49）。中药治疗组的不良事件以胃肠道不适为主，包括胃肠道不适 35 例，腹痛腹泻 4 例；其他包括感冒 9 例，轻度头痛 4 例，氨基转移酶升高 1 例，停药后恢复正常。另外 1 例不良事件未详细说明。

西药对照组发生的不良事件因药物的不同而不同，包括腹泻 18 例，嗜睡、疲倦 9 例，感冒 6 例，轻度胃肠道反应 3 例，皮肤色素沉着和萎缩 2 例，一过性皮肤发红、瘙痒、灼热感 2 例；6 例不良事件未详细描述；另外报告有嗜睡但未报告例数。

（二）口服加外用中药类的非随机对照试验

1 项研究（H148）比较了口服中药联合外用中药与口服氯雷他定联合丁酸氢化可的松乳膏的疗效，这项研究在中国实施，纳入了 60 位受试者（女性 33 人；男性 27 人），年龄在 11~30 岁，并将风湿蕴肤证、血虚风燥证作为纳入标准。采用 SCORAD 对症状和体征进行了综合评价，并对瘙痒严重程度和复发进行了评价。结果显示口服中药联合外用中药治疗组与对照组比较在 SCORAD 积分方面改善相当（*MD*-0.18［-5.94,5.58］），对瘙痒的改善程度无明显差异（*MD*-0.92［-3.00,1.16］）。治疗结束后随访 6 个月，有效随访例数为 57 例，两组之间的复发率未见明显不同（*RR* 0.41［0.09,1.96］）。这项研究未对不良事件进行描述。

（三）口服加外用中药类的无对照研究

1. 基本特征

14 项无对照研究（*n*=688）（H149~H162）采用口服中药联合外用中药进行治疗，其中 2 项研究（H153,H160）是病例报告，其余 12 项是病例系列。其中部分研究将中医证型作为纳入标准，包括：湿热证（H153,H155）、血热血燥证（H155）、肾虚证（H155）、脾湿证（H153）、脾虚血燥证（H151）、脾虚证（H155）、肝郁证（H155）、阴伤证（H153）；另外 2 项研究（H154,H158）均将血虚风燥证作为纳入标准。其他证型包括湿热蕴肠（H160）、血燥证（H155）、血热风燥证（H154）、胎热证（H159）、胎毒湿热证（H154）、皮肤火毒证（H160）、风毒湿热侵袭皮肤（H160）、阴虚证（H159）。

2 项研究（H153、H156）采用内服外用中药联合西药治疗。除 2 项研究采用了当归饮子进行治疗外，其余研究中使用的处方大多是研究者自拟方，而且研究使用的处方均不同。

内服中药联合外用中药类无对照研究中所使用的中药，甘草的频率最高（20 次），其他使用频率较高的中药包括苦参（16 次）、生地黄（13 次）、当归（12 次）（表 5-28）。

表 5-28　口服中药＋外用中药类无对照研究的常用中药

中药名称	中药学名	使用频数
甘草(六一散)	*Glycyrrhiza* spp.	20(1)
苦参	*Sophora flavescens* Ait.	16
黄芩	*Scutellaria baicalensis* Georgi	13
生地黄	*Rehmannia glutinosa* Libosch.	13
当归	*Angelica sinensis* (Oliv.) Diels	12
大青叶	*Isatis indigotica* Fort.	7
丹参	*Salvia miltiorrhiza* Bge.	7
虎杖	*Polygonum cuspidatum* Sieb.et Zucc.	7
牡丹皮	*Paeonia suffruticosa* Andr.	7
野菊花	*Chrysanthemum indicum* L.	7
蒺藜	*Tribulus terrestris* L.	6
白鲜皮	*Dictamnus dasycarpus* Turcz.	6
黄连	*Coptis* spp.	6
荆芥	*Schizonepeta tenuifolia* Briq.	6
冰片	Borneol	5
赤芍	*Paeonia* spp.	5
滑石(六一散)	Hydrated magnesium silicate	5(1)
黄芪	*Astragalus* spp.	5
土茯苓	*Smilax glabra* Roxb.	5

2. 口服加外用中药类无对照研究的安全性

6 项研究(n=274)(H151,H152,H155,H156,H160,H161)对不良事件进行了报道,其中 1 项研究(H151)报道未发生不良事件,其他研究报道的不良事件主要在胃肠道和皮肤方面,其中腹泻 13 例,接触性皮炎 2 例,腹胀 1 例,胃肠道不适(未明确具体例数)。

六、中药注射疗法的临床研究证据

4 项研究报道了中药注射疗法,其中 2 项是随机对照研究(H163,H164),

2 项是无对照研究(H165,H166)。

(一) 中药注射疗法的随机对照试验

2 项随机对照研究(n=87)(H163,H164)评价了中药注射疗法治疗特应性皮炎的疗效,其中 1 项研究(H163)采用的是复方甘草酸苷注射液静脉注射,另外 1 项研究(H164)采用喘可治注射液肌内注射治疗。

1. 静脉注射疗法

1 项随机对照试验(n=166,H163)比较了复方甘草酸苷注射液联合 1% 氢化可的松软膏与生理盐水联合 1% 氢化可的松软膏的疗效。受试者的平均病程为 22.8 年,平均年龄为 30.9 岁,疗程为 4 周,治疗结束后随访 12 个月,治疗过程中 5 例患者脱落,其中治疗组 4 例,对照组 1 例。

这项研究提到随机,但是没有描述具体随机的方法,因此,随机序列的产生判断为"不清楚"偏倚风险;没有详细的信息提供研究是如何分组的,因此在随机分配隐藏方面的偏倚风险判断为"不清楚";2 组均采用静脉注射及外用糖皮质激素药膏,但未提及盲法,因此对受试者和研究者设盲的偏倚风险均为"不清楚",也未提及是否对结局评价者设盲,因此,偏倚风险判断为"不清楚"。2 组受试者脱落的受试者相似,也提供了脱落的理由,因此在不完整的结局数据评价为"低风险",这项研究中血常规和尿常规没有报告,因此在选择性报告方面判断为"高风险"偏倚。

本项研究采用的结局评价指标包括患者的症状、体征和复发率,研究结果显示复方甘草酸苷注射液联合 1% 氢化可的松软膏与生理盐水联合 1% 氢化可的松软膏比较疗效相当,红斑(MD–0.31 [–0.85,0.23])、苔藓样变(MD–0.12 [–0.56,0.32])、瘙痒的严重程度(MD–0.64 [–1.34,0.06]),治疗结束 1 年内两组患者的复发率无显著性差异(RR 0.54 [0.24,1.24])。

2. 肌内注射

1 项研究(n=21)为肌内注射中药的临床研究,受试者平均病程均为 15.3 年,平均年龄为 28.3 岁,两组男女性别比例均衡,肾阳虚是纳入标准之一,治疗组接受喘可治注射液联合抗组胺药物治疗,喘可治注射液每周 2 次,连续使用 4 周,对照组单独采用抗组胺药物治疗,两组患者均常规使用润肤保湿剂,治疗结束后随访 1 个月,治疗组 1 例患者脱落。

这项研究采用计算机软件产生随机序列,故随机序列的产生判断为"低风险";采用密封的信封来隐藏组别分配,但未说明信封是否为不透明,因此随机分配隐藏偏倚风险判断为"不清楚";由于临床干预的措施不同,对于受试者和研究者设盲的偏倚风险均为"高风险";对于评价者是否设盲并无相关信息,对结局评估者设盲判断为"不清楚";在研究中 1 例患者脱失,但未给出理由,因此,在不完整的结局数据方面判断为"不清楚";中国临床试验中心可以找到试验方案,报告了所有的结局指标,因此,选择性的报告方面偏倚风险判断为"低风险"。

喘可治注射液联合抗组胺药物与单独使用抗组胺药物比较,SCORAD 降低了 19.22 分([−30.49,−7.95]),研究者整体评价降低 0.91 分([−1.35,−0.47]);但瘙痒的严重程度(MD−0.09 [−1.46,1.28])和生活质量(MD−0.64 [−5.36,4.08])差异没有统计学意义。整个研究过程中未见不良事件发生。

(二)中药注射疗法的无对照研究

2 项无对照研究(H165,H166)报道了中药注射疗法治疗特应性皮炎的临床疗效。1 项研究(n=15)使用复方苦参注射液,药物由苦参、土茯苓等中药组成,研究中对不良事件没有报道(H165)。另外 1 项研究(n=29)采用复方甘草酸苷注射液静脉滴注或复方甘草酸苷片口服治疗,报道 2 例不良事件:小腿水肿 1 例,低钾血症 1 例(H166)。

七、总结

(一)常用方药临床研究证据汇总

本章对临床实践指南、专家共识、教科书中推荐的部分中药处方进行了评价,8 项临床研究使用了消风散,其中在 4 项 RCTs(H5,H14,H21,H47)中单独使用,在其他 4 项无对照研究中与其他中药联合应用,去除联合应用的研究外,单独使用消风散治疗特应性皮炎的 RCTs 的证据是有限的。第 1 项为消风散加减与氯雷他定片比较的研究(n=80,H5),治疗组 EASI 较对照组降低了 1.3 分([−1.48,−1.12]);第 2 项研究(H14)采用 SASSAD 进行评价,但由于研究结果中数据的呈现形式原因,未能进行再次分析,这项研究结果报道未见不良事件。第 3 项研究(H47)为消风散与安慰剂比较的研究,由于数据的呈现形式未能进一步分析,结果显示消风散可改善临床的皮损总分、红斑、皮肤表面损伤、瘙痒和睡眠情况,消风散治疗组中 2 例患者出现短暂的胃肠道不适感,另有 1 例患者出现短暂的 GOT 升高,停药后恢复,但未详细描述发生在哪一组。另外 1 项研究(H21)使用消风散联合氯雷他定片和半导体激光治疗,对 SASSAD 数据结果未能进行再次分析,研究者报道未见不良事件发生。

当归饮子是研究中使用频率较高的中药处方,7 项研究对当归饮子的疗效进行了评价,其中 3 项 RCTs(H32,H39,H142)是当归饮子联合其他中药处方的研究;另外 1 项 RCT(H23)采用当归饮子与西药联合应用;其余 3 项研究为无对照研究(H76,H154,H159),均采用当归饮子联合其他中药治疗。当归饮子联合西药治疗特应性皮炎的 RCTs(n=80,H23)研究结果显示:当归饮子加减联合氯雷他定片的有效率是单独使用氯雷他定片的 1.69 倍([1.13, 2.51]),试验过程中未见不良事件发生。

1 项 RCT(H51)以及 4 项无对照研究评价了培土清心方治疗特应性皮炎的临床疗效(H65,H69,H71,H72)。所有的 5 项研究均单独使用了培土清心汤治疗。RCT 研究结果显示:培土清心汤与对照组(氯雷他定片、糠酸莫米松乳膏)比较,在治疗的第 28 周、36 周可以明显降低病情严重度 SCORAD 积分,第 20 周至随访结束时,患者的总体状态明显提高,生活质量与对照组比较明显得到改善。

对第二章中描述的其他处方进行评价的研究相对较少。2 项研究使用了黄连膏与口服或者外用中药进行联合治疗,其中 1 项为 RCT(H133),另外 1 项为无对照研究(H154)。对甘草油的研究和黄连膏相似,其中 1 项是 RCT(H145),另外 1 项无对照研究(H151)是与其他中药联合应用的。第二章中描述的 6 个处方中分别有 1 项临床研究对其疗效进行了评价:

(1)加味启脾丸颗粒剂:在 1 项 RCT 中单独使用(H15)。

(2)青黛油膏:在 1 项 RCT 中与其他内服和外用中药联合使用(H143)。

(3)润燥止痒胶囊:在 1 项病例系列研究中与其他口服中药联合使用(H66)。

(4)三心导赤散:在 1 项病例系列研究中与其他口服中药联合使用(H159)。

(5)参苓白术散：在 1 项 RCT 中与其他口服中药联合使用(H32)。

(6)小儿化湿汤：在 1 项病例系列研究中单独使用(H79)。

以上列出的 6 个中药处方的研究中，1 项 RCT(H15)研究显示：加味启脾丸颗粒剂治疗特应性皮炎的有效率(参照《中医病证诊断疗效标准》)是赛庚啶片的 1.41 倍([0.88,2.25])，中药治疗组未见不良事件发生。

综上，第二章中描述的许多中药代表方在临床研究中常与其他内服中药或者外用中药联合应用，这一情况也反映了临床的实际应用情况，这种情况下难以进一步分析单个中药处方的临床疗效。单项 RCT 研究证据表明消风散可以降低 EASI 评分，当归饮子可以改善临床的症状和体征，但是需要进一步研究来证明这些结果。

（二）中药类临床研究证据总结

中医药治疗特应性皮炎的证据在不断增加，其中大多数研究为 RCTs，少数研究为 CCTs 和 NCSs，提示研究者更加专注于高水平的研究证据。

纳入的临床研究中近 1/3 的文献将中医证型作为纳入标准或者基于中医证型进行辨证治疗，第二章中提到的中医证型中有 3 个证型在临床研究中涉及：风湿蕴肤证、脾虚湿蕴证、血虚风燥证。研究中有些证型并不是和以上列举出的证型完全相同，例如风热证、风湿热证等。

口服消风散(8 项)和当归饮子(7 项)的研究出现在多项临床研究中，这两个处方也是第二章中临床实践指南和教科书中推荐的处方，也是第三章的古籍文献中出现的方剂，虽然未能采用 GRADE 评价这些证据的质量，但这两个方剂是很有治疗前景的处方。6 项研究对复方甘草酸苷片进行了评价，其中 4 项是 RCTs，由于研究所使用的对照药物以及结局评价指标不同，数据不能进行合并分析，这个中药制剂的有效性仍需进一步研究。外用中药的研究中，分别有 2 项研究对黄连软膏和金黄膏进行了评价，其中黄连软膏是第二章中临床实践指南和教科书中推荐的药物，对金黄膏未推荐，有 2 项研究对金黄膏进行了评价，来自同一个研究机构，但在临床并不常用。

大多数临床研究比较了中药与指南推荐的西药之间的疗效，少数研究使用的对照药物为安慰剂。抗组胺药物是常用的对照药物，口服抗组胺药物在一些国际指南中推荐为辅助性治疗药物和 / 或者是治疗瘙痒的药物。尽管

TCS 或者 TCI 是一线治疗药物,很少有研究比较中药与 TCS 或者 TCI 之间的疗效。

结局评价指标中评价病情严重度最常用的是 SCORAD 和 EASI,此外还包括患者对瘙痒和睡眠障碍的自我评价。对 RCTs 进行的 Meta 分析结果显示:与西药对照组比较,单独口服中药,或者口服中药联合西药可以显著降低 SCORAD 积分;同样,外用中药联合西药、口服中药联合外用中药也可显著降低 SCORAD 积分。口服中药联合西药与西药对照组比较可以显著改善瘙痒和睡眠的严重程度;口服中药联合外用中药与西药比较可明显改善瘙痒的严重程度。以上这些结果表明中医药在改善症状和体征方面均是有潜力的。

中药对特应性皮炎患者生活质量的评价研究相对比较少,研究结果均来自单个的 RCT。研究结果显示内服中药、外用中药或者内服联合外用中药对特应性皮炎患者生活质量的研究结果不一致。中药对特应性皮炎患者生活质量影响的证据是有限的。此外,纳入的研究中成年人生活质量采用 DLQI 评价,儿童生活质量采用 CDLQI 评价,统计时将两个量表结果合并后进行分析,这种评价方法受到量表研制人员的反对,量表研制人员认为每种评价工具在使用过程中都有特定的年龄问题,研究结果应按照年龄段分开统计。因此,研究结果应该根据量表开发者的建议来合理解释。

对疾病的长期控制是 HOME 团队推荐的测量指标之一,但是对于随访观察多长时间尚未达成共识,系统回顾中治疗结束后随访的时间存在多样性,病情急性加重或者复发的定义也存在多样性,而且很少有研究使用患者报告的复发作为评价指标。近来有研究建议使用特应性皮炎控制良好周数(well-controlled weeks)这一结局指标,这一概念一直用来评价对哮喘病情的长期控制,将其作为特应性皮炎病情长期控制的指标尚未达成共识。

文献研究中大多数 RCTs 评价了在特定时间内复发的人数,Meta 分析显示单独口服中药,或者口服中药联合西药可降低 6 个月内复发率;外用中药联合西药可以减少 6 个月内复发率;口服中药联合外用中药可以减少 6 个月或者更长时间的复发率。纳入的研究很少提及复发是如何定义的,或者也没有报告评估方面的细节内容,例如:复发是患者自己评价的还是定期 / 不定期到医院由医生评价；研究中评估的受试者类型也不同，例如一些研究者在治疗结束后对所有患者进行评价，另外一些研究在治疗结束后仅对治愈的患者进行了评价；此外，对复发评价的时间从 4 周至 1 年长短不一。对评估的受试者类型以及随访时间段进行不同的划分，结果也有可能不同。

中医药治疗特应性皮炎的不良事件比较轻微，口服中药的不良事件包括轻微的胃肠道不适，如恶心、腹泻、腹部不适感；外用中药的不良事件包括为轻微的皮肤灼热、瘙痒或刺激感。研究中没有报道严重不良事件，总体来说中药的耐受性较好。

总之，纳入研究的方法学质量普遍偏低，多数未使用盲法，结果可能存在一定程度的偏倚。

参 考 文 献

1. ARMSTRONG N C, ERNST E. The treatment of eczema with Chinese herbs: a systematic review of randomized clinical trials [J]. Br J Clin Pharmacol, 1999, 48 (2): 262-264.

2. GU S, YANG A W, XUE C, C, L, et al. Chinese herbal medicine for atopic eczema [J]. The Cochrane database of systematic reviews, 2013, 10 (9): CD008642.

3. GU S, YANG A, LI C, et al. Topical application of Chinese herbal medicine for atopic eczema: a systematic review with a meta-analysis [J]. Dermatology, 2014, 228 (4): 294-302.

4. SHI Z F, SONG T B, XIE J, et al. The traditional Chinese medicine and relevant treatment for the efficacy and safety of atopic dermatitis: a systematic review and meta-analysis of randomized controlled trials [J]. Evid Based Complement Alternat Med, 2017, 2017: 6026434.

5. TAN H Y, ZHANG A L, CHEN D, et al. Chinese herbal medicine for atopic dermatitis: a systematic review [J]. J Am Acad Dermatol, 2013, 69 (2): 295-304.

6. 吴卿，阮红石，赵巍，等. 中医外治法治疗特应性皮炎的 Meta 分析 [J]. 中华中医药杂志，2015, 30 (12): 4462-4465.

7. 杨素清，张鑫，刘璐佳. 中药治疗特应性皮炎 Meta 分析 [J]. 辽宁中医药大学学报，2016, 18 (19): 9-12.

8. 龚小红. 中医药治疗异位性皮炎的 Meta 分析 [J]. 中华中医药学刊，2009, 27 (7): 1425-1427.

9. STALDER J F, TAIEB A, ATHERTON D J. Severity scoring of atopic dermatitis: the SCORAD index. Consensus report of the European task force on atopic dermatitis [J]. Dermatology, 1993, 186 (1): 23-31.

10. 国家中医药管理局. 中医病证诊断疗效标准 [S]. 南京：南京大学出版社，1994.

11. TOFTE S, GRAEBER M, CHERILL R, et al. Eczema area and severity index (EASI): a

new tool to evaluate atopic dermatitis [J]. J Eur Acad Dermatol Venereol, 1998, 11: S197.

12. BERTH-JONES J. Six area, six sign atopic dermatitis (SASSAD) severity score: a simple system for monitoring disease activity in atopic dermatitis [J]. Br J Dermatol, 1996, 135 (Suppl 48): 25-30.

13. FINALAY A, KHAN G. Dermatology Life Quality Index (DLQI): a simple practical measure for routine clinical use [J]. Clin Exp Dermatol, 1994, 19 (3): 210-216.

14. LEWIS-JONES M S, FINLAY A Y. The Children's Dermatology Life Quality Index (CDLQI): initial validation and practical use [J]. Br J Dermatol, 1995, 132 (6): 942-949.

15. WOLKERSTORFER A, DE WAARD VAN DER SPEK F B, GLAZENBURG E J, et al. Scoring the severity of atopic dermatitis: three item severity score as a rough system for daily practice and as a pre-screening tool for studies [J]. Acta Derm Venereol, 1999, 79 (5): 356-359.

16. RAJKA G, LANGELAND T. Grading of the severity of atopic dermatitis [J]. Acta Derm Venereol (Suppl Stockh), 1989, 144: 13-14.

17. LEWIS-JONES M S, FINLAY A Y, DYKES P J. The infants' Dermatitis Quality of Life Index [J]. Br J Dermatol, 2001, 144 (1): 104-110.

18. KATAYAMA I, AIHARA M, OHYA Y, et al. Japanese guidelines for atopic dermatitis 2017 [J]. Allergol Int, 2017, 66 (2): 230-247.

19. KIM J, KIM H, LEW B, et al. Consensus Guidelines for the Treatment of Atopic Dermatitis in Korea (Part Ⅱ): Systemic Treatment [J]. Ann Dermatol, 2015, 27 (5): 578-592.

20. RUBEL D, THIRUMOORTHY T, SOEBARYO RW, et al. Consensus guidelines for the management of atopic dermatitis: an Asia-Pacific perspective [J]. J Dermatol, 2013, 40 (3): 160-171.

21. FINLAY A Y, BASRA M K. DLQI and CDLQI scores should not be combined [J]. Br J Dermatol, 2012, 167 (2): 453-454.

22. CHALMERS J R, SIMPSON E, APFELBACHER C J, et al. Report from the fourth international consensus meeting to harmonize core outcome measures for atopic eczema/dermatitis clinical trials (HOME initiative)[J]. Br J Dermatol, 2016, 175 (1): 69-79.

23. BARB AROT S, ROGERS N K, ABUABARA K, et al. Strategies used for measuring long-term control in atopic dermatitis trials: a systematic review [J]. J Am Acad Dermatol, 2016, 75 (5): 1038-1044.

24. LANGAN S M, SCHMITT J, WILLIAMS H C, et al. How are eczema 'flares' defined？A systematic review and recommendation for future studies [J]. Br J Dermatol, 2014, 170 (3): 548-556.

25. LANGAN S M, STUART B, BRADSHAW L, et al. Measuring long-term disease control in patients with atopic dermatitis: a validation study of well-controlled weeks [J]. J Allergy Clin Immunol, 2017, 140 (6): 1580-1586.

第六章　特应性皮炎常用中药的药理研究

导语：中草药内服或者局部外用可以减轻特应性皮炎的症状和体征，现代实验研究对随机对照临床研究中最常用的中药进行了疗效机制的探索。针对特应性皮炎的发病机制，经动物模型及体外研究显示中药具有抗过敏、抗炎、免疫调节作用。

本章通过实验证据阐述了中药及其组成成分治疗特应性皮炎的药理作用机制。通过查阅中药药学相关专著、高质量综述、百科全书、《本草纲目》和/或 Pubmed，明确中药的组成成分。通过检索 PubMed 查找相关中药的临床前研究文献，检索词包括中药及其组成成分的名称，对于检索得到的相关数据进一步归纳总结。

第五章对中药治疗特应性皮炎的随机对照试验进行了频数分析，提及的中药方剂包括口服、外用和口服联合外用。本章对第五章 RCT 研究中最常用的 11 味中药的药理作用进行综述。口服中药方最常用的是白鲜皮、白术、当归、茯苓、甘草、生地黄、薏苡仁、防风，外用中药方最常用的中药是金银花、甘草，内服的同时常外用的中药包括龙骨、牡蛎和甘草。以上这 11 种中药或其组成成分的实验研究结果所述如下。

一、白鲜皮

白鲜皮为芸香科植物白鲜的干燥根皮。目前已从白鲜皮中发现了 92 种化合物成分，包括喹诺酮生物碱、倍半萜烯、柠檬苦素、香豆素、类黄酮、三萜类和类固醇。其中，喹诺酮生物碱和柠檬苦素是特征性的活性成分。白鲜皮具有多种生物活性，包括抗炎、抗菌和免疫抑制作用。

108

1. 抗炎作用

研究发现白鲜皮煎剂（DDD）外用可减轻二硝基氟苯（DNFB）诱导的 BALB/c 小鼠接触性皮炎模型的鳞屑、结痂、色素沉着和瘀斑症状,也可减轻红斑的症状,阳性对照药物地塞米松对于红斑改善不明显;DDD 可以明显减少皮疹的厚度,组织学检查显示其抑制了表皮增生、角化过度和海绵层水肿;与对照组相比,DDD 组的组织裂解液中的细胞因子如 TNF-α、IL-6 和 IFN-γ 的水平明显降低。以上作用也可能是其治疗特应性皮炎的作用机制。

此外,白鲜皮的甲醇提取物也显示出抗炎活性,其可以减轻 DNFB 诱导的接触性皮炎模型小鼠的耳朵肿胀程度,组织学显示表皮增生、水肿及海绵体水肿均明显减轻;同时,甲醇提取物可显著抑制组织中促炎性细胞因子 IFN-γ 和 TNF-α。细胞间黏附分子 1（ICAM-1）可促进炎症细胞向皮损的炎症部位趋化,白鲜皮的甲醇提取物可以降低 TNF-α 诱导的 ICAM-1 的表达,从而起到抗炎作用。在人类角质形成细胞（HaCaT）中,剂量为 100μg/ml 的甲醇提取物没有产生细胞毒性,TNF-α 刺激 HaCaT 细胞后 ICAM-1 的表达也可被甲醇提取物降低。此外,IL-6 和 IL-8 的表达水平也明显减低。白鲜皮甲醇提取物的抗炎作用是通过阻止 TNF-α 激活 NF-κB 途径来实现的。

2. 抗过敏作用

有学者对白鲜皮甲醇提取物对于肥大细胞脱颗粒的作用进行了研究。RBL-2H3 细胞系作为大鼠嗜碱性粒细胞系的一个亚系,可以表达肥大细胞的许多特性和功能,因此常作为过敏性疾病研究的替代模型。经白鲜皮甲醇提取物预处理的 RBL-2H3 细胞释放组胺和 β- 氨基己糖苷酶水平呈现剂量依赖性降低。白鲜皮甲醇提取物通过抑制肥大细胞脱颗粒起到了抗过敏作用。

此外,白鲜皮的乙醇提取物也显示出抑制过敏反应的作用,研究发现其可降低肥大细胞活化剂化合物 48/80 诱导的小鼠搔抓行为以及组胺或 5- 羟色胺的表达水平;当瘙痒由组胺或 5- 羟色胺诱导引起时,搔抓行为的减少呈剂量依赖性。此外,白鲜皮的乙醇提取物对化合物 48/80 诱导的大鼠腹膜肥大细胞的组胺释放也表现出剂量依赖性抑制作用。以上白鲜皮的这些作用可能对特应性皮炎的症状起到缓解作用。

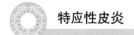

二、白术

白术为菊科植物白术的根茎。白术的主要生物活性成分包括苍术酮、白术内酯Ⅰ、白术内酯Ⅱ、白术内酯Ⅲ和其他倍半萜类成分。以上这些成分在苍术属植物中常见，但浓度有所不同。白术的以上成分常见的是抗过敏作用。

1. 抗炎作用

白术内酯Ⅰ在RBL-1细胞中可以抑制5-脂氧合酶（LOX）催化生成白三烯的作用，从而起到抗炎作用。

2. 抗过敏作用

白术所含的另一种化合物白术内酯Ⅲ也可以通过抑制胸腺基质淋巴细胞生成素（TSLP）诱导的肥大细胞增殖而发挥抗过敏作用。TSLP刺激人肥大细胞（HMC）-1细胞可以增加IL-13蛋白水平的表达，用不同浓度的白术内酯Ⅲ预处理细胞可显著降低IL-13水平，并观察到IL-13的mRNA表达也呈现剂量依赖性降低；在促炎性细胞因子IL-6、IL-1β、IL-8和TNF-α中可观察到相似的结果。以上研究表明白术内酯Ⅲ可作为特应性皮炎重要的抗过敏及抗炎药物。

白术中的化合物苍术酮可抑制佛波酯和钙离子载体A23187诱导的HMC-1细胞促炎性细胞因子的表达，如TSLP、IL-1β、IL-6和IL-8mRNA的表达，高浓度水平的苍术酮可维持细胞的活力。此外，苍术酮可降低OVA诱导的变应性鼻炎模型小鼠的抓鼻摩擦评分和总IgE水平，并剂量依赖性地抑制IL-1β和TSLP的产生。苍术酮的这一研究发现也可应用于治疗其他过敏性疾病，如特应性皮炎、哮喘。

三、当归

当归是伞形科植物当归的干燥根。Wei等人的综述总结了当归的主要化合物成分，其中包括多糖、酞类化合物，如藁本内酯（E和Z）；有机酸，如阿魏酸、烟酸和亚叶酸。Z-藁本内酯和阿魏酸是表征当归质量的标志成分。当归中已鉴定出 165 种以上的化合物,其中 50 种是从根部鉴定出来的。已证明当归具有许多作用,包括免疫调节、抗癌、抗炎和抗氧化作用。

1. 抗炎作用

当归的乙醇提取物局部外用(当归组)可显著减少二硝基氯苯(DNCB)诱发的小鼠特应性皮炎模型的搔抓行为,且与用地塞米松治疗的对照组比较,搔抓的平均计数更低;组织学检查显示对照组和当归组均可减轻小鼠皮损表皮和真皮厚度;此外,与对照组相比,当归组可显著降低真皮肥大细胞计数并降低血清 IgE 水平,减少皮损中细胞因子 IL-4、IL-6、TNF-α 和 IFN-γ 的产生。这项研究显示了当归具有抗炎、止痒作用。

2. 免疫调节作用

体外研究显示当归的多糖成分具有免疫调节作用。当归多糖可促进小鼠脾淋巴细胞的增殖;与对照相比,当归多糖使 Th1 型细胞因子 IL-2 和 IFN-γ 显著增加,对于 Th2 细胞因子 IL-6 和 TNF-α 也有相似的结果。早期的研究与以上结果相似,早期发现当归多糖对脾细胞、T 细胞和巨噬细胞的增殖有促进作用,并观察到 IL-2 和 IFN-γ 的产生增加,IL-4 的产生降低。以上研究表明当归多糖能调节 Th1/Th2 细胞因子的平衡。

四、防风

伞形科植物防风的干燥根是其药用来源。从防风中已鉴定或初步鉴定了 45 种化合物,其中包括色酮和香豆素。Kreiner 等对防风进行了综述,并将生物活性化合物描述为香豆素类、色酮、酸酯和乙炔。防风具有多种药理作用,包括免疫调节、抗炎和抗氧化作用。

1. 免疫调节作用

防风提取物可显著抑制 DNCB 诱导的过敏性接触性皮炎模型小鼠的耳廓肿胀程度,明显减轻耳部炎症细胞浸润;降低血清以及淋巴细胞培养上清液中 IFN-γ/IL-4 比例。该研究进一步表明,防风提取物可抑制初始 T 细胞活化为 Th1 细胞,并降低小鼠淋巴细胞中树突状细胞的比例。以上研究表明防风提取物可以通过调节树突状细胞的发育,调节 Th1 极化,减少 T 细胞的活

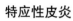

化和 Th 细胞的分化作用。

2. 抗炎作用

防风中的白花前胡甲素 A 属于香豆素化合物,研究显示其在巴豆油诱导的小鼠耳部皮炎试验中显示出抗炎活性。前胡甲素 A 在诱发皮炎后局部应用,耳部的肿胀程度可以降低 22%。

五、茯苓

茯苓为多孔菌科真菌茯苓的干燥菌核。茯苓是一种真菌,生长在各种松科植物或马尾松等树根上。茯苓菌核的黑色外皮称为茯苓皮,茯苓皮内侧相邻的一层叫做赤茯苓,中间的一层叫白茯苓或茯苓,茯苓菌核中间带有松根的部分称为茯神。

最近一项关于茯苓的次级代谢物的研究从茯苓的外部、内部和核心部分鉴定了 147 种化合物。所检测的 39 个样品中共有的化合物为 15 个,表明各部分的化学组成是不同的。两类主要的化合物是多糖和三萜类化合物,有人认为三萜类化合物是茯苓中最重要的化合物。其他化合物包括氨基酸、类固醇、组氨酸、胆碱和钾盐。茯苓的抗炎、抗氧化和抗癌活性已被广泛认可。茯苓的其他作用包括杀线虫活性、抗高血糖、抗菌活性以及免疫调节性。

1. 免疫调节作用

口服给药茯苓蛋白 PCP 可以显著降低特应性皮炎模型鼠 IL-4 和 IgE 的表达,并增加脾细胞中 Th1 相关细胞因子 INF-γ 的产生,细胞增殖且 CD4$^+$ T 和 CD8$^+$T 细胞的活化标志物表达增加。茯苓蛋白 PCP 治疗后 Th2 信号蛋白水平与对照组相似,表明 PCP 具有上调 Th1 免疫应答的作用。以上研究表明,在鼠特应性皮炎模型中,茯苓蛋白可以调节 TH2 为主导的免疫失衡。

2. 抗炎作用

茯苓的抗炎作用来自刺激性接触性皮炎的试验中。在健康人志愿者中采用月桂基硫酸钠诱导产生刺激性接触性皮炎,给予茯苓制成的乳膏外用并与基质和未处理组比较,茯苓给药组可以剂量依赖性地降低皮损严重度评分;经表皮水分损失(TEWL)也明显减低。以上疗效是在诱导刺激性接触性皮炎的同时外用茯苓乳膏时观察到的,但当皮肤炎症已经发生后外用茯苓乳膏的疗效便不明显。从这项研究中可知,茯苓外用治疗特应性皮炎的作用可能是预防性而不是治疗性的。

六、甘草

甘草为豆科植物甘草、胀果甘草、光果甘草的根和根茎,其所含的主要化合物包括三萜皂苷、香豆素、黄酮类化合物、查耳酮和其他酚醛树脂等。甘草的主要药理作用包括抗炎、抗菌、抗病毒和抗氧化作用等。

1. 抗炎作用

查耳酮 A 是一种来自光果甘草的酚类化合物,一项随机对照试验评估了其对面部皮炎(特应性皮炎、脂溢性皮炎、接触性皮炎、光敏性皮炎)的疗效。将甘草查耳酮 A 与作为敏感肌肤调节剂的 4- 叔丁基环己醇混合做成霜剂,并与 0.02% 曲安奈德乳膏进行比较。局部使用甘草查耳酮 A 和 4- 叔丁基环己醇制得的霜剂可显著改善皮炎、经表皮水分流失(TEWL)、皮肤水合程度和瘙痒程度(VAS 法);其改善皮炎的作用较曲安奈德乳膏速度慢,但对于红斑和皮肤水合作用较曲安奈德的改善更加显著。

异甘草素是一个来源于甘草的查耳酮类化合物,外用不但可以减轻 DNCB 诱导的特应性皮炎模型小鼠的搔抓行为,降低皮损的严重程度,而且可以显著降低血清中升高的 IgE 及 TH2 细胞因子(IL-4、IL-13)水平;异甘草素可抑制皮损中促炎性细胞因子 TNF-α、IL-6 以和 IL-4 表达水平。在人类的单核细胞模型 Tamm-Horsfall 蛋白(THP)-1 细胞中,异甘草素可以显著抑制上调的 CD54、CD86 水平,消除 DNCB 诱导的 p38-α 和细胞外信号调节激酶(ERK)的磷酸化,表明其是通过抑制促炎性丝裂原活化蛋白激酶(MAPK)信号传导途径发挥作用的。

2. 免疫调节作用

甘草酸(GA)可以剂量依赖性地降低卵清蛋白(OVA)诱导的系统性过敏性小鼠模型的过敏症状,高剂量甘草酸对过敏症状评分和直肠温度的影响与氢化可的松相似；此外，GA可以降低小鼠脾细胞中升高的IL-4水平，升高脾细胞中降低的INF-γ水平，恢复Th1/TH2免疫平衡。以上研究表明GA是通过调节Th1/Th2平衡来减轻过敏反应的。

3. 副作用

甘草常用于多种中药复方中，但不是没有副作用，其可能会干扰某些药物的作用。光果甘草的毒理学综述发现其有轻度毒性，建议在妊娠期间慎用。此外，在动物和人体研究中发现其主要副作用是高血压和低钾血症及其并发症。文献的病例报告中发现过敏性接触性皮炎与使用了含有甘草的剃须膏有关。草药与西药之间的相互作用的报道中也有涉及甘草或者甘草成分者，这些包括但不限于与细胞色素P450酶的相互作用，也有许多与药物代谢有关。甘草成分中甘草甜素、异甘草素和几种类黄酮和芳香香豆素已被证明可抑制P450酶，故对于服用需要P450酶代谢的药物者应慎重考虑使用甘草及其制剂。

七、金银花

目前从金银花中已鉴定出140种化合物，包括挥发油、三萜皂苷类化合物、黄酮类化合物、环烯醚萜类化合物和有机酸等。研究表明金银花具有抗炎、抗菌、抗氧化、抗病毒和抗高血脂作用等多种功能，已有的研究报道了金银花治疗特应性皮炎的作用与其抗炎及抗过敏作用有关。

1. 抗过敏作用

金银花的花蕾能够抑制组胺的产生。研究显示金银花提取物能够抑制人角质形成细胞中月桂酸钠诱导的组胺表达，但不影响细胞活力；金银花的另一主要成分绿原酸没有发现具有这种作用。进一步研究了金银花对L-组氨酸脱羧酶（HDC）的作用。HDC是一种催化组氨酸生成组胺反应的酶，首先HDC转化为74kDa的形式，然后进一步生成具有较强活性的53~55kDa形式而发挥作用。与对照组比较，金银花提取物和绿原酸均抑制53kDa的HDC表达，而对74kDa形式的HDC没有影响。金银花可能是通过抑制53kDa形式的HDC表达，或通过抑制HDC本身起作用的。

2. 抗炎作用

研究发现金银花的水溶性成分能够显著抑制过敏性接触性皮炎模型小鼠耳郭肿胀程度,降低小鼠血清 IgE 水平,也可以剂量依赖性地抑制组胺和促炎性细胞因子 TNF-α 的表达。

金银花中的重要成分绿原酸可以显著抑制 OVA 诱导的过敏性哮喘小鼠肺组织中的促炎性细胞因子 IL-4、IL-5 和 TNF-α 的表达。在体外采用脂多糖(LPS)和 IL-4 刺激小鼠的脾细胞的研究中,与对照组相比显示绿原酸可以抑制 IgE 的产生;此外,绿原酸可以抑制嗜酸性粒细胞单独培养以及与嗜酸性粒细胞真皮成纤维细胞共培养过程中趋化因子 CXCL8 的表达。趋化因子 CXCL8 已被证明是特应性皮炎真皮组织中炎症出现和持续的重要趋化因子之一。

木犀草素是金银花中具有抗过敏作用的有效成分,在 HMC-1 细胞中其能够抑制 PMACI 诱导的促炎性细胞因子 IL-8、IL-6 和 TNF-α 的表达,作用呈浓度依赖性,较高剂量下具有更强的抑制作用。木犀草素可能是通过抑制肥大细胞介导的炎症发挥作用的。

八、龙骨

龙骨是古代哺乳动物如马、牛、鹿等的骨骼化石,作为不可再生的化石资源,寻找龙骨的替代品满足患者的临床需求已成为亟待解决的重要课题。龙骨主要化学成分包括羟基磷灰石(磷酸钙)、方解石($CaCO_3$)和石英等。龙骨有免疫调节作用。

Wang 等研究了杆状羟基磷灰石纳米颗粒、掺锌和掺镁的羟基磷灰石对免疫应答的影响,结果表明以上 3 种纳米粒子对骨髓树突状细胞(BMDC)无细胞毒性,IL-4 和 IFN-γ 水平随 3 种纳米羟基磷灰石浓度的增加而升高,掺锌和掺镁的羟基磷灰石对以上细胞因子的升高作用更加明显。在这项研究中显示含有磷酸钙成分的龙骨能够促进 Th1 和 Th2 免疫应答。

研究发现羟基磷灰石纳米颗粒可减少人癌细胞的增殖,对正常细胞的影响程度很小。此外,羟基磷灰石可以增加人骨髓基质细胞中 IL-1β、IL-8 和

TNF-α 的生成。虽然这些研究表明羟基磷灰石可能与免疫作用有关,但仍需要进一步评估这些龙骨替代品的作用。

九、牡蛎

牡蛎来源于牡蛎科动物长牡蛎、大连湾牡蛎和近江牡蛎等的贝壳。其主要成分包括碳酸盐、硫酸盐和磷酸盐等无机组分,以及蛋白质、糖类等有机成分。目前研究发现牡蛎有免疫调节、抗氧化、抗肿瘤等作用。

体外研究表明,牡蛎多糖可以增强脾细胞代谢活性,促进脾细胞增殖,增强 TH1 细胞因子 INF-γ 的表达,Th2 细胞因子 IL-4 的表达被抑制;体内试验进一步研究表明牡蛎多糖也可增强 OVA 致敏小鼠脾细胞中 INF-γ 的表达,增强 TH1 细胞转录因子 T-bet Mrna 的表达。以上研究表明牡蛎多糖可以调节 Th1/Th2 的免疫失调向 TH1 为主的免疫应答方向转化。

十、生地黄

生地黄来源于地黄的根。研究发现生地黄中有 140 多种化合物,包括三萜类、单萜类、酚酸糖苷类、黄酮苷类、苯乙醇苷类、多糖类和木质素类等。其具有生物活性的主要成分是环烯醚萜苷类,如糖苷 A、梓醇、二氢梓醇和地黄多糖。地黄多糖被广泛研究,已证明其对炎症、内分泌和葡萄糖代谢具有影响,以及具有抗肿瘤活性作用。

1. 抗炎作用

Sung 等研究发现地黄提取物外用可以减轻粉尘螨诱导的 Nc/Nga 小鼠特应性皮炎模型皮损的严重程度,包括红斑 / 出血、结痂 / 干燥、水肿、抓痕 / 表皮剥脱,降低血清组胺水平;小鼠耳肿胀程度也明显减轻;病理组织学检查显示小鼠真皮和表皮的增厚减轻,炎症细胞浸润减少。进一步研究表明生地黄提取物可以降低小鼠耳部皮损促炎性细胞因子 IL-4 和 TNF-α 的 mRNA 表达,也可抑制细胞间黏附分子 1(ICAM-1)、血管黏附分子(VCAM)-1 的表达水平。生地黄提取物也可抑制耳部皮损和角质细胞中胸腺和活化调节趋化因子(TARC)、巨噬细胞源性趋化因子(MDC)、调节活化正常 T 细胞表达和分泌的趋化因子(RANTES)的产生。因此,生地黄提取物是通过抑制趋化因子、细胞因子和黏附分子而发挥作用的。

分别使用经甲醇和水蒸气蒸馏法提取的生地黄提取物进行穴位注射治疗粉尘螨诱导的 Nc/Nga 小鼠特应性皮炎模型,并对含有 8 种具有抗炎作用的中药溶液也进行了评价。研究结果显示:与对照组相比,接受抗炎中药溶液的小鼠的皮损严重程度较低,而生地黄经水蒸气蒸馏法和甲醇提取法与对照组比较差异没有显著性;在抗炎中药溶液组和生地黄甲醇提取物治疗的小鼠中,皮损中肥大细胞计数和血清 IgE 水平均较对照组低,生地黄水蒸气蒸馏法提取物治疗组小鼠 IgE 水平较对照组高。各组中促炎性细胞因子 IL-4 表达均低于对照组。生地黄甲醇提取物和抗炎中药溶液均有抗炎、抗过敏作用,提示其是一种有希望的改善特应性皮炎症状的中药。

Sung 等还检测了地黄提取物对 INF-γ 和 TNF-α 处理的角质形成细胞(HaCaT 细胞)的影响,研究结果显示地黄提取物没有细胞毒性,且不影响细胞的活力,可剂量依赖性地对 TARC 起到抑制作用,地黄提取物处理过的细胞 MDC 和 RANTES 的表达水平显著降低。结果表明地黄提取物可以通过抑制炎症细胞浸润减轻特应性皮炎病情。

2. 抗过敏作用

生地黄乙醇提取物作用于 RBL-2H3 细胞后,细胞因子 IL-1β、IL-6 和粒细胞 - 巨噬细胞集落刺激因子(GM-CSF)的表达呈剂量依赖性降低。进一步研究发现地黄的乙醇提取物降低了 FcϵRI 的 mRNA 表达水平,并阻止了 Src 和酪氨酸激酶的磷酸化,从而抑制了由 IgE/ 抗原激活的肥大细胞的信号通路。生地黄可能通过抑制 FcϵRI 介导的途径抑制肥大细胞活化发挥临床作用。

十一、薏苡仁

薏苡仁为禾本科植物薏米的干燥成熟种仁,又称薏仁,广泛用作亚洲各地的食品补充剂。薏苡仁的成分包括木脂素、苯并噁嗪类化合物、酚类化合物

(酸、醇、甘油、酮和醛)、黄酮类、多糖、植酸、脂肪酸、甾体类和磷脂类。薏苡仁常用来治疗皮肤疾病和炎症性疾病,近来的研究主要集中在抗炎和抗肿瘤作用方面,其他功能包括抗菌、抗氧化和降血脂作用。

1. 抗过敏作用

薏苡仁种皮乙醇提取物的 4 个成分均可使 RBL-2H3 肥大细胞脱颗粒,其中乙酸乙酯可溶性成分作用最强。将薏苡仁种皮乙醇提取物进一步检测并分成 8 个亚组分,其中 4 个亚组分均可抑制 β- 氨基己糖苷酶释放(表明肥大细胞脱颗粒),并可抑制组胺释放且无细胞毒性,高剂量下促炎性细胞因子 IL-4 的表达可被明显抑制,对 IL-6 也有相似的作用。4 个亚组分对于促炎性细胞因子 TNF-α 的抑制作用不同,也可抑制 ERK1/2 磷酸化。在薏苡仁种皮中发现的 7 种酚类化合物中,其中有 2 种化合物(4- 羟基苯乙酮和对香豆酸)对 β- 氨基己糖苷酶有抑制作用。这些结果表明,薏苡仁中至少有 2 种化合物具有抗过敏作用,这可能是其治疗特应性皮炎的作用机制。

同一研究小组对麸皮和抛光的薏苡仁进行了类似的实验研究,研究中没有发现细胞毒性,乙酸乙酯可溶组分通过抑制 β- 氨基己糖苷酶释放而使肥大细胞脱颗粒最大程度地减少。9 个亚组分中的 4 个可以显著抑制 RBL-2H3 细胞的脱颗粒,并且抑制组胺的释放。正如对薏苡仁种皮研究中所发现的,亚组分对 IL-4 和 IL-6 的抑制作用强度不同,在较高剂量下表现出最大的效应,该研究也证明亚组分对 TNF-α 也有抑制作用。从乙酸乙酯可溶组分中分离出的 6 种酚酸中,有 4 种可以抑制 β- 氨基己糖苷酶从 RBL-2H3 细胞中释放。

2. 免疫调节作用

薏苡仁麸皮中的乙酸乙酯组分可以降低 OVA 致敏的 BALB/c 小鼠模型血清 IgE 和 IgG1 水平,显著降低脾细胞中 IL-4 的水平,增加 INF-γ 分泌,并可显著抑制促炎性细胞因子 IL-6 的表达;薏苡仁麸皮中的乙酸乙酯组分没有降低自然杀伤细胞活性,表明其对一般的免疫功能没有影响。以上研究表明薏苡仁麸皮中的乙酸乙酯组分可通过调节 Th1/Th2 平衡来缓解过敏反应,且未见副作用。

另外一项研究显示给予 OVA 致敏的小鼠饲喂薏苡仁种皮后可以显著降低血清 IgE 水平,抗体亚类 IgG2a 水平显著升高,而对 IgG1 无明显影响;且可促进脾细胞中 IL-2 生成显著增加，使 IL-5 生成减少，对 IL-4 水平无明显影响。薏苡仁可以调节 Th2 型免疫应答向 Th1 型免疫应答转换。

十二、常用中药药理作用总结

中药及其组成成分在实验研究中显示出具有抗炎、抗过敏、免疫调节三方面作用。其中白鲜皮、白术、金银花、生地黄和薏苡仁不但具有抗炎作用，而且有抗过敏作用，能够减少肥大细胞脱颗粒和抑制组胺释放；当归、防风、茯苓、甘草除有抗炎作用外，还有免疫调节作用，可以调节 Th1/Th2 的失衡，特别是茯苓的抗炎作用是预防性而不是治疗性的，这一发现提示茯苓在慢性缓解阶段，防止复发方面更为合适。此外研究发现龙骨、牡蛎二药均有免疫调节作用，两者常在复方配伍中使用并可起到镇静安神的作用，但实验研究暂未见这方面报道，值得进一步研究。

参 考 文 献

1. ZHOU J, XIE G, YAN X. Encyclopedia of traditional Chinese medicine: molecular structures, pharmacological activities, natural sources and applications [M]. Berlin: Springer, 2011.
2. BENSKY D, CLAVEY S, STOGER E. Chinese herbal medicine: materia medica [M]. 3rd ed. Seattle: Eastland Press, Inc, 2004.
3. LV M, XU P, TIAN Y et al. Medicinal uses, phytochemistry and pharmacology of the genus dictamnus (rutaceae)[J]. J Ethnopharmacol, 2015, 171: 247-263.
4. YANG B, LEE H B, KIM S, et al. Decoction of *Dictamnus dasycarpus* Turcz. root bark ameliorates skin lesions and inhibits inflammatory reactions in mice with contact dermatitis [J]. Pharmacogn Mag, 2017, 13 (51): 483-487.
5. KIM H, KIM M, KIM H, et al. Anti-inflammatory activities of *Dictamnus dasycarpus* Turcz., root bark on allergic contact dermatitis induced by dinitrofluorobenzene in mice [J]. J Ethnopharmacol, 2013, 149 (2): 471-477.
6. HAN H Y, RYU M H, LEE G, et al. Effects of *Dictamnus dasycarpus* Turcz., root bark on ICAM-1 expression and chemokine productions in vivo and vitro study [J]. J Ethnopharmacol, 2015, 159: 245-252.
7. JIANG S, NAKANO Y, RAHMAN M A, et al. Effects of a *Dictamnus dasycarpus* T. extract on allergic models in mice [J]. Biosci Biotechnol Biochem, 2008, 72 (3): 660-665.
8. CHEN Q, HE H, LI P, et al. Identification and quantification of atractylenolide I and atrac-

tylenolide Ⅲ in Rhizoma Atractylodes Macrocephala by liquid chromatography-ion trap mass spectrometry [J]. Biomed Chromatogr, 2013, 27 (6): 699-707.

9. LIM H, LEE J H, KIM J, et al. Effects of the rhizomes of *Atractylodes japonica* and atractylenolide Ⅰ on allergic response and experimental atopic dermatitis [J]. Arch Pharm Res, 2012, 35 (11): 2007-2012.

10. YOOU M S, NAM S Y, JIN M H, et al. Ameliorative effect of atractylenolide Ⅲ in the mast cell proliferation induced by TSLP [J]. Food Chem Toxicol, 2017, 106 (Pt A): 78-85.

11. KIM H Y, NAM S Y, HWANG S Y, et al. Atractylone, an active constituent of KMP6, attenuates allergic inflammation on allergic rhinitis in vitro and in vivo models [J]. Mol Immunol, 2016, 78: 121-132.

12. WEI W L, ZENG R, GU C M, et al. Angelica sinensis in china-a review of botanical profile, ethnopharmacology, phytochemistry and chemical analysis [J]. J Ethnopharmacol, 2016, 190: 116-141.

13. CHEN X P, LI W, XIAO X F, et al. Phytochemical and pharmacological studies on Radix Angelica Sinensis [J]. Chin J Nat Med, 2013, 11 (6): 577-587.

14. MA J P, GUO Z B, JIN L, et al. Phytochemical progress made in investigations of *Angelica sinensis* (oliv.) Diels [J]. Chin J Nat Med, 2015, 13 (4): 241-249.

15. LEE J, CHOI Y Y, KIM M H, et al. Topical application of *Angelica sinensis* improves pruritus and skin inflammation in mice with atopic dermatitis-like symptoms [J]. J Med Food, 2016, 19 (1): 98-105.

16. WANG J, GE B, LI Z, et al. Structural analysis and immunoregulation activity comparison of five polysaccharides from *Angelica sinensis* [J]. Carbohydr Polym, 2016, 140: 6-12.

17. YANG T, JIA M, MENG J, et al. Immunomodulatory activity of polysaccharide isolated from *Angelica sinensis* [J]. Int J Biol Macromol, 2006, 39 (4-5): 179-184.

18. CHEN L, CHEN X, SU L, et al. Rapid characterisation and identification of compounds in Saposhnikoviae Radix by high-performance liquid chromatography coupled with electrospray ionisation quadrupole time-of-flight mass spectrometry [J]. Nat Prod Res, 2018, 32 (8): 898-901.

19. KREINER J, PANG E, LENON G B, et al. *Saposhnikoviae divaricata*: a phytochemical, pharmacological, and pharmacokinetic review [J]. Chin J Nat Med, 2017, 15 (4): 255-264.

20. YU X, NIU Y, ZHENG J, et al. Radix Saposhnikovia extract suppresses mouse allergic contact dermatitis by regulating dendritic-cell-activated Th1 cells [J]. Phytomedicine, 2015, 22 (13): 1150-1158.

21. MENGHINI L, EPIFANO F, GENOVESE S, et al. Antiinflammatory activity of coumarins from *Ligusticum lucidum* Mill. subsp. cuneifolium (Guss.) Tammaro (Apiaceae)[J]. Phytother Res, 2010, 24 (11): 1697-1699.

22. RIOS J L. Chemical constituents and pharmacological properties of *Poria cocos* [J]. Planta Med, 2011, 77 (7): 681-691.

23. ZHU L, XU J, ZHANG S, et al. Qualitatively and quantitatively comparing secondary metabolites in three medicinal parts derived from *Poria cocos* (Schw.) Wolf using UHPLC-

QTOF-MS/MS-based chemical profiling [J]. J Pharm Biomed Anal, 2018, 150: 278-286.

24. WU L F, WANG K F, MAO X, et al. Screening and analysis of the potential bioactive components of *Poria cocos* (Schw.) Wolf by HPLC and HPLC-MS (n) with the aid of chemometrics [J]. Molecules, 2016, 21 (2): 227.

25. SUN Y. Biological activities and potential health benefits of polysaccharides from *Poria cocos* and their derivatives [J]. Int J Biol Macromol, 2014, 68: 131-134.

26. WANG Y Z, Zhang J, Zhao Y L, et al. Mycology, cultivation, traditional uses, phytochemistry and pharmacology of *Wolfiporia cocos* (Schwein.) Ryvarden et Gilb: a review [J]. J Ethnopharmacol, 2013, 147 (2): 265-276.

27. LU Y T, KUAN Y C, CHANG H H, et al. Molecular cloning of a *Poria cocos* protein that activates Th1 immune response and allays Th2 cytokine and IgE production in a murine atopic dermatitis model [J]. J Agric Food Chem, 2014, 62 (13): 2861-2871.

28. FUCHS S M, HEINEMANN C, SCHLIEMANN-WILLERS S, et al. Assessment of antiinflammatory activity of *Poria cocos* in sodium lauryl sulphate-induced irritant contact dermatitis [J]. Skin Res Technol, 2006, 12 (4): 223-227.

29. HOSSEINZADEH H, NASSIRI-ASL M. Pharmacological effects of *Glycyrrhiza* spp. and its bioactive constituents: update and review [J]. Phytother Res, 2015, 29 (12): 1868-1886.

30. BOONCHAI W, VAROTHAI S, WINAYANUWATTIKUN W, et al. Randomized investigator-blinded comparative study of moisturizer containing 4-t-butylcyclohexanol and licochalcone a versus 0. 02%triamcinolone acetonide cream in facial dermatitis [J]. J Cosmet Dermatol, 2018, 17 (6): 1130-1135.

31. YU H, LI H, LI Y, et al. Effect of isoliquiritigenin for the treatment of atopic dermatitis-like skin lesions in mice [J]. Arch Dermatol Res, 2017, 309 (10): 805-813.

32. HAN S, SUN L, HE F, et al. Anti-allergic activity of glycyrrhizic acid on IgE-mediated allergic reaction by regulation of allergy-related immune cells [J]. Sci Rep, 2017, 7 (1): 7222.

33. NAZARI S, RAMESHRAD M, HOSSEINZADEH H. Toxicological effects of *Glycyrrhiza glabra* (licorice): a review [J]. Phytother Res, 2017, 31 (11): 1635-1650.

34. WUYTS L, VAN HOOF T, LAMBERT J, et al. Allergic contact dermatitis caused by aftershave creams containing *Glycyrrhiza inflata* [J]. Contact Dermatitis, 2017, 77 (1): 49-51.

35. QIAO X, JI S, YU S W, et al. Identification of key licorice constituents which interact with cytochrome P450: evaluation by LC/MS/MS cocktail assay and metabolic profiling [J]. Aaps J, 2014, 16 (1): 101-113.

36. SHANG X, PAN H, LI M, et al. *Lonicera japonica* Thunb.: ethnopharmacology, phytochemistry and pharmacology of an important traditional Chinese medicine [J]. J Ethnopharmacol, 2011, 138 (1): 1-21.

37. INAMI Y, MATSUI Y, HOSHINO T, et al. Inhibitory activity of the flower buds of *Lonicera japonica* Thunb. against histamine production and *l*-histidine decarboxylase in human keratinocytes [J]. Molecules, 2014, 19 (6): 8212-8219.

38. TIAN J, CHE H, HA D, et al. Characterization and anti-allergic effect of a polysaccharide from the flower buds of *Lonicera japonica* [J]. Carbohydr Polym, 2012, 90 (4): 1642-1647.

39. KIM H R, LEE D M, LEE S H, et al. Chlorogenic acid suppresses pulmonary eosino-philia, IgE production, and Th2-type cytokine production in an ovalbumin-induced allergic asthma: Activation of STAT-6 and JNK is inhibited by chlorogenic acid [J]. Int Immuno-pharmacol, 2010, 10 (10): 1242-1248.

40. TSANG M S, JIAO D, CHAN B C, et al. Anti-inflammatory activities of pentaherbs formula, berberine, gallic acid and chlorogenic acid in atopic dermatitis-like skin inflam-mation [J]. Molecules, 2016, 21 (4): 519.

41. FALLAHI P, FODDIS R, Elia G, et al. CXCL8 and CXCL11 chemokine secretion in dermal fibroblasts is differentially modulated by vanadium pentoxide [J]. Mol Med Rep, 2018, 18 (2): 1798-1803.

42. KANG O H, CHOI J G, LEE J H, et al. Luteolin isolated from the flowers of lonicera japonica suppresses inflammatory mediator release by blocking NF-kappaB and MAPKs activation pathways in HMC-1 cells [J]. Molecules, 2010, 15 (1): 385-398.

43. OGURI K, KAWASE M, HARADA K, et al. Longgu (Fossilia Ossis Mastodi) alters the profiles of organic and inorganic components in keishikaryukotsuboreito [J]. J Nat Med, 2016, 70 (3): 483-491.

44. OGURI K, NISHIOKA Y, KOBAYASHI Y, et al. Taxonomic examination of longgu (Fossilia Ossis Mastodi, "dragon bone") and a related crude drug, longchi (Dens Draconis, "dragon tooth"), from Japanese and Chinese crude drug markets [J]. J Nat Med, 2017, 71 (3): 463-471.

45. WANG X, LI X, ITO A, et al. Rod-shaped and substituted hydroxyapatite nanoparticles stimulating type 1 and 2 cytokine secretion [J]. Colloids Surf B Biointerfaces, 2016, 139: 10-16.

46. HAN Y, LI S, CAO X, et al. Different inhibitory effect and mechanism of hydroxyapatite nanoparticles on normal cells and cancer cells in vitro and in vivo [J]. Sci Rep, 2014, 4: 7134.

47. LANGE T, SCHILLING A F, PETERS F, et al. Proinflammatory and osteoclastogenic effects of beta-tricalciumphosphate and hydroxyapatite particles on human mononuclear cells in vitro [J]. Biomaterials, 2009, 30 (29): 5312-5318.

48. CHENG J Y, NG L T, LIN C L, et al. Pacific oyster-derived polysaccharides enhance antigen-specific T helper (Th) 1 immunity in vitro and in vivo [J]. Immunopharmacology & Immunotoxicology, 2013, 35 (2): 235-240.

49. LIU C, MA R, WANG L, et al. Rehmanniae Radix in osteoporosis: a review of traditional chinese medicinal uses, phytochemistry, pharmacokinetics and pharmacology [J]. J Ethno-pharmacol, 2017, 198: 351-362.

50. ZHANG R X, LI M X, JIA Z P. *Rehmannia glutinosa*: review of botany, chemistry and pharmacology [J]. J Ethnopharmacol, 2008, 117 (2): 199-214.

51. SUNG Y Y, YOON T, JANG J Y, et al. Topical application of *Rehmannia glutinosa* extract inhibits mite allergen-induced atopic dermatitis in NC/NGA mice [J]. J Ethnopharmacol, 2011, 134 (1): 37-44.

52. KIM M C, LEE C H, YOOK T H. Effects of anti-inflammatory and rehmanniae radix phar-macopuncture on atopic dermatitis in NC/NGA mice [J]. J Acupunct Meridian Stud, 2013,

6 (2): 98-109.

53. KANG K H, LEE K H, YOON H M, et al. *Rehmannia glutinosa* pharmacopuncture solution regulates functional activation, FcεRI expression, and signaling events in mast cells [J]. J Pharmacopuncture, 2012, 15 (4): 32-41.

54. KUO C, CHEN H, CHUANG W. Adlay (薏苡 yì yǐ; "soft-shelled job›s tears"; the seeds of *Coix lachryma-jobi* L. var. *ma-yuen* Stapf.) is a potential cancer chemopreventive agent toward multistage carcinogenesis processes [J]. Journal of Traditional and Complementary Medicine, 2011, 2 (4): 267-275.

55. WU T T, CHARLES A L, HUANG T C. Determination of the contents of the main biochemical compounds of adlay (*Coxi lachrymal-jobi*)[J]. Food Chem, 2007, 104 (4): 1509-1515.

56. CHEN H J, SHIH C K, HSU H Y, et al. Mast cell-dependent allergic responses are inhibited by ethanolic extract of adlay (*Coix lachryma-jobi* L. var. *ma-yuen* Stapf.) testa [J]. J Agric Food Chem, 2010, 58 (4): 2596-2601.

57. CHEN H J, LO Y C, CHIANG W. Inhibitory effects of adlay bran (*Coix lachryma-jobi* L. var. *ma-yuen* Stapf.) on chemical mediator release and cytokine production in rat basophilic leukemia cells [J]. J Ethnopharmacol, 2012, 141 (1): 119-127.

58. CHEN H J, HSU H Y, CHIANG W. Allergic immune-regulatory effects of adlay bran on an ova-immunized mice allergic model [J]. Food Chem Toxicol, 2012, 50 (10): 3808-3813.

59. HSU H Y, LIN B F, LIN J Y, et al. Suppression of allergic reactions by dehulled adlay in association with the balance of Th1/Th2 cell responses [J]. J Agric Food Chem, 2003, 51 (13): 3763-3769.

第七章 针灸治疗特应性皮炎的临床研究证据

导语：针灸疗法常应用于包括特应性皮炎在内的许多皮肤病的临床治疗中。本章节描述了使用针灸疗法治疗特应性皮炎的 3 项随机对照试验和 4 项无对照研究。总体而言，针灸疗法治疗特应性皮炎的高质量临床研究证据是有限的。

针灸是包括针法和灸法在内的一系列疗法的总称。这种疗法是通过刺激穴位，从而达到治疗疾病和预防保健的一种治疗方法。刺激穴位的方法包括：

- 针刺：利用各种针具刺激穴位来治疗疾病的方法。
- 穴位按压：对相应的穴位施加一定的压力，从而起到防病治病的一种方法。
- 艾灸：是运用艾绒或其他药物点燃后直接或间接在体表的一定部位或腧穴上熏灼、温熨，借灸火的热力以及药物的作用，通过经络的传导，达到防治疾病目的的一种方法。
- 经皮神经电刺激：是通过皮肤将特定的低频脉冲电流输入人体穴位以起到治疗作用的电疗方法。

目前的针灸疗法保留了中医经典书籍中的一些疗法，例如针刺和艾灸在临床仍是重要的治疗选择。随着应用的发展，耳针和穴位注射治疗也应用于临床实践中。

一、现有系统评价证据

在中文数据库中没有检索到相关的系统综述。在英文数据库中，检索到

1 项针灸及相关疗法治疗特应性皮炎疗效的系统综述,另外 1 项综述来源于其他数据库。Tan 等的关于针灸治疗特应性皮炎的系统综述中没有检索到任何符合纳入标准的研究,这项研究建议采用针灸与安慰剂或假针灸进行对比,并使用有效的结局评价指标,如症状、体征和生活质量进行评价。Quanet 等的文献综述纳入了 5 项研究,研究结果显示单独使用针灸 / 穴位按摩,或者联合其他疗法(西药或中药)的有效率优于对照组,但由于证据级别较低,"针灸治疗特应性皮炎是有效的"这一结论仍需要高质量的研究证据进一步证实。

二、临床研究文献筛选

中英文数据库共检索到 17 364 篇文献,对 539 项研究进行全文筛选,共有 7 项研究满足纳入标准,其中 3 项研究为随机对照试验(RCTs),其余 4 项为无对照研究(NCSs)(图 7-1)。本章中没有符合纳入标准的非随机对照试验(CCT)。干预措施包括针灸、经皮神经电刺激和穴位注射疗法。本章描述了纳入研究的特征以及随机对照试验结果的特征。

三、针刺的临床研究证据

3 项研究评价了针刺(A1~A3)治疗特应性皮炎的疗效,1 项是随机对照试验(A1),2 项是无对照研究(A2,A3)。

(一)针刺的随机对照试验

德国 1 项 RCT 预试验纳入了 10 例病程 10 年以上的青年 AD 患者,平均年龄 25.2 岁,33 天共 10 次针刺治疗(取穴:曲池、合谷、足三里、血海)。

这项研究采用了区组随机分配的方法,随机序列的产生为"低风险偏倚";对于分配方案的隐藏没有详细描述,判断为"不清楚"偏倚风险;对于受试者和研究者未实施盲法,评为"高风险"偏倚;对结局评价者实施了盲法,判断为"低风险"偏倚;研究中无脱落的患者,对于不完整的结局数据判断为"低风险"偏倚;没有临床试验方案,选择性结局报告判断为"不清楚"偏倚风险。这项研究质量中等。

这项研究采用的结局评价指标包括特应性皮炎积分（SCORAD）、瘙痒（视觉模拟评分法）、不良事件。两组比较 SCORAD 积分和瘙痒程度未见明显不同：SCORAD 较对照组降低 15.8 分（[-8.62, 40.22]），瘙痒程度较对照组降低 9.00%（[-41.25, 23.25]）。本研究为 1 项预试验，提示针刺治疗 AD 患者的疗效值得大样本临床试验来进一步验证。

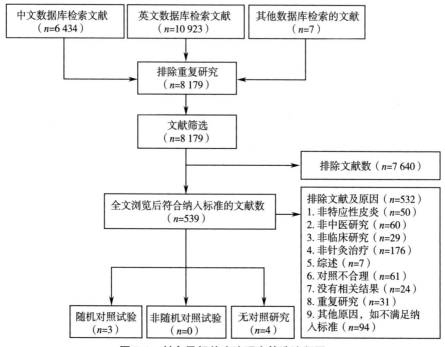

图 7-1　针灸及相关疗法研究筛选流程图

GRADE 评价

专家小组意见认为针刺是治疗特应性皮炎的重要方法，因此有必要对证据质量采用 GRADE 进行评价，并认为中医与外用糖皮质激素（TCS）、外用钙调神经磷酸酶抑制剂（TCI）以及保湿剂的比较是重要的，选择结局指标 SCORAD 积分、瘙痒严重程度、复发率、生活质量、有效率进行评价。因此，将针刺与 TCS、TCI、润肤保湿剂进行对比研究，或者针刺联合 TCS、TCI、保湿剂的相关研究纳入证据结果总结表。所纳入的文献并无以上相应的研究，因此未能采用 GRADE 进行针刺治疗特应性皮炎的证据质量评价。

（二）针刺的无对照研究

无对照研究只总结治疗方法和不良事件,不总结疗效。2 项无对照研究（A2,A3）均为病例报告,其中一项研究包括了 1 个病例（A2）,另外一项报告了 2 个病例（A3）。患者的中医证型包括肺肾气虚兼血虚风热证（A2）和脾虚证（A3）。2 项研究共使用了 4 个穴位（太溪、曲池、列缺、足三里）。其中 1 项研究采用了逐渐递减的治疗方法（A3）,即前两周每周治疗 3 次,随后 2 周每周治疗 2 次,最后 2 周每周治疗 1 次。2 项研究均未对不良事件进行报道。

（三）针灸治疗特应性皮炎的安全性

Pfabet 等（2011）的随机对照试验报道了在试验期间没有发生任何不良事件。病例报告研究均未对不良事件进行报道。

四、穴位按压的临床研究证据

1 项 RCT 比较了穴位按压与不治疗的效果（A4）。这项研究在美国的一个门诊部进行,纳入 15 位受试者（男性 10 人,女性 5 人）,治疗组平均年龄 34 岁,未治疗组平均年龄为 36 岁。中医证型未描述。穴位按压治疗是由培训过的研究人员和患者本人进行操作,按压曲池穴,每日 3 次,共 4 周。12 位受试者完成了研究,治疗组脱落有 1 例,对照组 2 例。

该研究的方法学质量中等。研究使用了计算机产生的序列号随机分配受试者,因此,随机序列产生的偏倚风险评估为"低风险";使用了连续编号的信封,在分配方案的隐藏方面的偏倚风险为"低风险";受试者对于分组未实施盲法,培训患者进行穴位按压的主要研究人员也未实施盲法,因此对于受试者和研究人员实施盲法方面的偏倚风险为"高风险";结局评价者对于患者组别的分配实施了盲法,因此对结局评价者实施盲法方面为"低风险"偏倚;对于受试者脱落的理由没有给出足够的信息,对于不完整的结局数据为"不清楚"偏倚风险;同样,由于没有临床试验方案,对于选择性的结果报告偏倚风险为"不清楚"。

这项研究报告的结局指标包括湿疹面积和严重程度指数（EASI）、瘙痒严重度(VAS)、研究者整体评价(IGA)和不良事件。结果显示接受穴位按压治疗的患者在瘙痒程度和 EASI 中苔藓样变分值的改善均有显著的统计学意义;对照组患者以上指标没有发生明显变化。治疗组患者的瘙痒程度、IGA 和苔藓样变评分的改善均较对照组明显。试验期间无不良事件发生。

五、经皮神经电刺激的临床研究证据

1 项无对照研究评价了采用经皮神经电刺激治疗瘙痒的临床疗效,46 例患者包括特应性皮炎患者、慢性单纯性苔藓患者及慢性肝病患者(A5),对这三种疾病瘙痒的疗效分别报告,其中纳入 10 例 AD 患者,并对其最痒、最严重的皮肤病变部位隔天治疗 1 次,疗程 4 周,共治疗 12 次。相关中医的证候未予描述。该研究报告 2 例患者在电极放置的位置出现了轻度红斑,1 例出现轻微的刺激和麻木感。

六、穴位注射疗法的临床研究证据

1 项 RCT 比较了穴位注射疗法与西药治疗特应性皮炎的疗效(A6),65 名受试者(男性 38 人,女性 27 人),年龄 18~31 岁,病程 9~16 年。采用复方甘草酸苷注射液在足三里、血海和神门穴注射治疗,10 次为 1 个疗程,疗程间休息 5 天,连续治疗 2 个疗程;对照组服用酮替芬和扑尔敏片治疗。本研究未对中医证候进行描述。所有受试者都完成了这项研究。

这项研究为随机对照试验,但文中没有关于随机分配的相关细节信息;同样,对受试者如何进行分配隐藏的相关信息也未报道;因此,这两个重要方面的偏倚风险评价均为"不清楚"。该研究对受试者和研究者均不设盲,因此偏倚风险为"高风险";没有报告对结局评价者是否设盲,偏倚风险判断为"不清楚";所有数据均有效完整,因此不完整结局数据的风险偏倚为"低风险";由于没有研究方案,选择性结局报告偏倚风险为"不清楚"。

该项研究使用的有效率参照了《中医病证诊断疗效标准》(1994),结果显示复方甘草酸苷穴位注射治疗组有效率较酮替芬和马来酸氯苯那敏组高

（*RR*1.37［1.04,1.80］）。该研究未对不良事件进行报告。

七、埋线疗法的临床研究证据

1项无对照研究评估了25例儿童AD患者采用埋线治疗的临床疗效（A7）。埋线的穴位选用大椎穴和至阳穴,每30天治疗1次,共4次。该研究未报道中医证型,也未对不良事件进行报道。

八、总结

(一)常用针灸及相关疗法的临床证据汇总

研究评估了第二章中列举的两种干预措施:针刺和穴位注射治疗。

1项随机对照试验(A1)和2项无对照研究(A2,A3)分别对针刺治疗特应性皮炎进行了评价。所有3项研究中均使用了曲池和足三里两个穴位,这两个穴位在教科书和指南中均被推荐;此外,合谷、太溪、列缺、血海4个穴位在其中2项研究中均有使用。与非治疗组比较,随机对照试验的证据没有显示出统计学上的差异。

第二章提到的穴位注射疗法也是临床指南推荐的方法,1项随机对照试验对其进行了评价(A6)。本研究使用的复方甘草酸苷注射液是从甘草中提取的有效成分,也是指南中两种被推荐作为穴位注射的药品之一。这项研究选取的3个穴位中,足三里、血海2个穴位是指南推荐的穴位,第三个穴位为神门穴,医生可以根据穴位特点,注射用量,结合临床经验酌情使用。

(二)针灸及相关疗法临床证据总结

3项RCTs评价了针灸、穴位按压和穴位注射疗法治疗特应性皮炎的疗效:针刺治疗特应性皮炎的研究结果是一个预试验,有明显的疗效趋势;穴位按压可改善特应性皮炎的瘙痒程度和苔藓样皮损的严重程度;穴位注射疗法较西药对照组的有效率高。在今后的研究中,采用这些干预措施治疗特应性皮炎的安全性需要进一步研究。

3项随机对照试验的样本含量都比较小,研究采用的方法学质量从低等到中等。由于治疗是通过人员操作进行的,对于受试者以及研究人员实施盲法具有很大挑战性,这很可能会导致研究结果的偏倚。针刺干预时间为3~5周,这个疗程对于观察临床症状和体征的变化可能是不足的。

所有研究均至少使用了第二章中基于教科书和指南所推荐的穴位中的一个,其中曲池和足三里这两个穴位在7项研究中的4项中均有使用,一定程度上反映了临床的实践应用情况,医生希望采用这些穴位能起到治疗特应性皮炎的作用。

本章节研究结果显示,目前针灸治疗特应性皮炎的高质量临床研究证据极少。本研究采用的评价指标是国际HOME共识所推荐的结局评价指标,既往许多国内的临床研究未采用以上指标进行评价,这也是本章节纳入的临床研究较少的原因。在未来的研究中,需要采用HOME共识所推荐的结局评价指标,进行大样本临床研究以阐明针灸疗法在特应性皮炎治疗中可能发挥的作用。

参 考 文 献

1. TAN H Y, LENON G B, ZHANG A L, et al. Efficacy of acupuncture in the management of atopic dermatitis: a systematic review [J]. Clin Exp Dermatol, 2015, 40 (7): 711-715.
2. QUAN X, CHEN D, JIANG Z, et al. Acupuncture for atopic dermatitis: a systematic review and meta-analysis. 7th International Conference on Information Technology in Medicine and Education, 2015: 32-36.
3. STALDER, TAIEB A, ATHERTON D J. Severity scoring of atopic dermatitis: the SCORAD index. Consensus Report of the European Task Force on Atopic Dermatitis [J]. Dermatology, 1993, 186 (1): 23-31.
4. TOFTE S, GRAEBER M, CHERILL R, et al. Eczema area and severity index (EASI): a new tool to evaluate atopic dermatitis [J]. J Eur Acad Dermatol Venereol, 1998, 11: S197.
5. 国家中医药管理局. 中医病证诊断疗效标准 [S]. 南京:南京大学出版社, 1994.
6. CHALMERS J R, SIMPSON E, APFELBACHER C J, et al. Report from the fourth international consensus meeting to harmonize core outcome measures for atopic eczema/dermatitis clinical trials (HOME initiative)[J]. Br J Dermatol, 2016, 175 (1): 69-79.

第八章 其他中医疗法治疗特应性皮炎的临床研究证据

导语:除了中药和针灸疗法,国内外学术期刊上关于其他中医疗法治疗特应性皮炎的临床研究也有报道。本章概括和评价了包括刺络拔罐和拔罐疗法在内的3项随机对照临床试验,这些临床研究的证据是有限的,医生在选择最佳治疗方案时应结合中医证型。

中医疗法还包括一些其他方法用于特应性皮炎的治疗,包括:

● 拔罐疗法:以杯罐为工具,借热力排去其中的空气,利用真空负压产生吸力使罐吸附于体表的一种疗法。

● 刺络拔罐疗法:采用三棱针、毫针或注射器等刺破人体的某些特定部位(如病理反应点、局部病灶、某些穴位或者浅表小静脉),放出血液少许,然后在放血部位的皮肤上加以火罐的治疗方法。

一、临床研究文献筛选

通过中英文数据库检索出 17 364 条题录,通过题目和摘要筛选排除 9 185篇文献。对 539 篇文献进行全文筛选,最终有 3 篇随机对照试验(RCTs)符合本章的纳入标准。干预措施包括刺络拔罐疗法和拔罐疗法(图 8-1)。

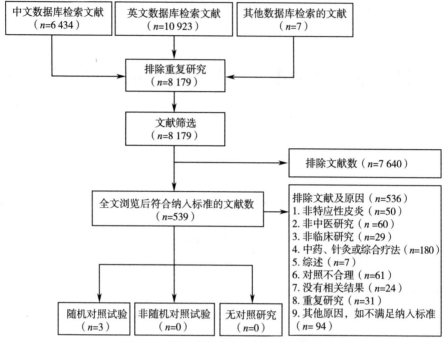

图 8-1　其他中医疗法研究筛选流程图

二、刺络拔罐疗法的临床研究证据

1. 基本特征

2 项随机对照试验（RCTs）评价了刺络拔罐治疗特应性皮炎的临床疗效（O1,O2）。其中 1 项研究（O1）是三臂临床试验,一组单独采用刺络拔罐治疗,第二组采用刺络拔罐加口服扑尔敏片治疗,第三组采用口服扑尔敏作为对照。2 项研究均是在皮肤科门诊实施,共纳入 183 名受试者。1 项研究（O1）纳入的患者平均年龄为 20.86 岁,病程为 19.23~22.12 年;另外 1 项研究（O2）纳入的受试者平均年龄为 45 岁,病程为 6 个月 ~20 年;两项研究的男女比例接近（男性 81 人,女性 87 人）。

1 项研究（O1）选定主穴后,配穴根据中医证型选取,涉及的中医证型包括血虚风燥证、脾虚湿蕴证、湿热浸淫证,其中配穴不包括在穴位频率计算中。另 1 项研究（O2）选取的受试者为湿热型患者。2 项研究均采用的穴位包括曲池穴和膈俞穴,疗程均为 4 周,分别是隔日 1 次(O1)和每周 1 次(O2)。2 项研究的对照组均使用了抗组胺药治疗,分别是扑尔敏(O1)和氯雷他定(O2)。其中 1 项研究(O1)在治疗结束后进行了 6 个月随访。

2. 偏倚风险

2 项研究均是随机对照试验,其中 1 项研究(O1)采用随机数字表,在随机序列生成方面的偏倚风险评估为"低风险";另 1 项研究(O2)根据医院就诊挂号的号码随机分组,随机序列生成的偏倚风险判断为"不清楚"。2 项研究均未描述分配隐藏方面的信息,因此偏倚风险评为"不清楚";2 项研究均未对研究者和受试者实施盲法,风险偏倚均为"高风险";对结局评价者是否实施盲法并未描述,判断为"不清楚"偏倚风险。1 项研究(O1)3 组中退出的受试者人数相当,但并未提供退出试验的原因,因此该项研究中结果数据不完整方面的偏倚风险为"不清楚"。另外 1 项研究(O2)2 组受试者脱落的人数均衡,并且提供了脱失的理由,这项研究在结局数据不完整方面的偏倚风险为"低风险"。2 项研究均没有试验方案,在选择性结局报告方面的偏倚风险为"不清楚"。

3. 结果

2 项研究评价指标均使用了湿疹面积及严重度指数评分法(EASI)和瘙痒严重度评分;1 项研究(O1)报道了复发情况,另 1 项研究(O2)参照《中医病证诊断疗效标准》(1994)报道了有效率。

(1)EASI

与西药对照组比较,治疗后刺络拔罐疗法组 EASI 评分降低了 1.55 分([-3.75, 0.70], I^2 =0%)(O1,O2);刺络拔罐联合扑尔敏片治疗组 EASI 评分较单独使用扑尔敏片组评分降低 5.81 分([-9.48, -2.14])(O1)。

(2)瘙痒严重程度

与扑尔敏对照组比较,治疗结束后刺络拔罐组瘙痒严重程度评分降低了 0.56 分,差异没有显著性([-1.78, 0.67], I^2 =88%)(O1,O2)。刺络拔罐联合扑尔敏治疗组与扑尔敏对照组比较瘙痒严重程度评分(4 级评分法)降低了 0.08 分([-0.41, 0.25])(O1)。

(3)复发率

与扑尔敏对照组比较,单独使用刺络拔罐疗法组、刺络拔罐联合扑尔敏治疗组的复发率均无明显差异(*RR*分别为 1.75［0.53,5.76］,0.33［0.03,3.20］)(O1)。

(4)有效率

参照《中医病证诊断疗效标准》(1994)评价了临床治疗的有效率(O2),与氯雷他定片组比较,刺络拔罐组的皮损和症状改善的有效率未明显提高(*RR*1.12［0.93,1.35］)。

4. 刺络拔罐疗法的安全性

1项研究(O2)报道了试验过程中并未发生不良事件。

三、拔罐疗法的临床研究证据

1. 基本特征

1项 RCT(O3)评价了神阙穴采用拔罐疗法治疗特应性皮炎的临床疗效,每日 1 次,治疗 30 天。该研究共纳入 50 名受试者,平均年龄 12.2 岁,病程 1.2~9.4 年,其中男性 27 名,女性 23 名。对照组口服西替利嗪片。

2. 偏倚风险

该项研究提到了随机分配,但没有报告随机分配的相关细节,随机序列生成的偏倚风险“不清楚”。在分配隐藏和对结局评价者是否实施盲法两方面信息未报告,判断为“不清楚”偏倚风险。对于受试者和试验人员未实施盲法,偏倚风险为“高风险”。所有受试者有关的研究数据无缺失,不完整结局数据的偏倚风险为“低风险”。没有研究方案,选择性结局报告的偏倚风险为“不清楚”。

3. 结果

基于临床研究结果,参照《中医病证诊断疗效标准》(1994)评价了临床治疗的有效率。拔罐疗法治疗特应性皮炎有效率与氯雷他定比较差异无显著性(*RR* 0.86［0.66,1.12］)。该研究未对不良事件进行报道。

四、总结

(一) 常用的其他中医疗法的临床证据汇总

本书第二章提到的临床指南和教科书推荐的推拿疗法可用于治疗特应性皮炎的治疗,但未检索到符合纳入标准的相关研究。2 项 RCTs 证据显示刺络拔罐疗法对特应性皮炎患者病情改善不明显,临床医师应结合自己的临床经验和患者的意愿进行选用,并进一步总结这种治疗方法的适应证。

(二) 其他中医疗法的临床证据总结

符合本章节纳入标准的其他中医疗法治疗特应性皮炎的研究较少。3 项研究显示了刺络拔罐疗法或拔罐疗法的疗效与抗组胺药相当。综上,其他中医疗法治疗特应性皮炎的证据不足。研究中没有不良事件发生,考虑到采用这种疗法的研究数目较少,对刺络拔罐疗法或拔罐疗法的安全性尚需进一步研究。

两项刺络拔罐疗法的研究均选用了曲池穴和膈俞穴,这两个穴位在临床实践指南中均有推荐,并且建议膈俞穴用于血虚风燥证特应性皮炎患者。医生需根据临床具体情况和中医辨证来选取相应的穴位。

参 考 文 献

1. TOFTE S,GRAEBER M,CHERILL R,et al.Eczema area and severity index(EASI):a new tool to evaluate atopic dermatitis [J].J Eur Acad Dermatol Venereol,1998,11 :S197.
2. 国家中医药管理局 . 中医病证诊断疗效标准[S]. 南京 : 南京大学出版社,1994.

第九章 中医综合疗法治疗特应性皮炎的临床研究证据

导语：中医临床实践中常采用中医综合疗法(如中药联合针灸)治疗特应性皮炎。然而，很少有临床研究评价中医综合疗法治疗特应性皮炎的疗效和安全性。1 项随机对照研究显示，梅花针联合拔罐疗法可降低特应性皮炎患者病情严重程度 SCORAD 积分。中医综合疗法的安全性需要进一步评估。

在临床实践中，常常联合使用不同的中医疗法来提高临床疗效。中医综合疗法是指两种或两种以上的中医干预措施联合使用，例如中药结合针灸、中药结合拔罐疗法等，反映了中医临床实践的特点。

一、临床研究文献筛选

通过检索中英文数据库，7 项临床研究符合纳入标准，其中包括 1 项随机对照试验(C1)和 6 项无对照研究(C2~C7)(图 9-1)。采用的干预措施包括中药、针灸、梅花针、推拿和拔罐疗法。

二、中医综合疗法的随机对照试验

1. 基本特征

1 项随机对照临床研究纳入了 86 例受试者，评价了梅花针叩刺联合拔罐疗法治疗特应性皮炎的临床疗效(C1)，其中受试者的年龄 13~39 岁，女性多于男性(女性 48 人，男性 38 人)，病程为 3~36 年。

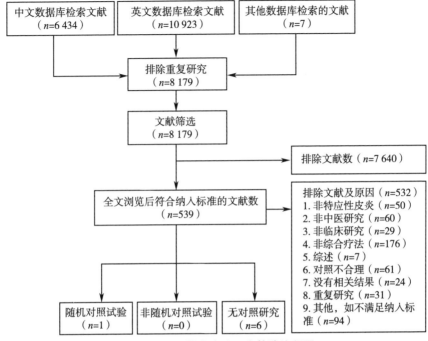

图 9-1　中医综合疗法研究筛选流程图

治疗组每日治疗 1 次,疗程为 3 周,选取位置为皮损部位及大椎、肺俞(双侧)、心俞(双侧)、膈俞(双侧),对照组每日服用咪唑斯汀缓释片。

2. 偏倚风险

使用 Cochrane 风险偏倚评价工具对研究的方法学质量进行了评价。这项研究采用了随机数字表进行随机分配,随机序列生成的偏倚风险为"低风险";在分配隐藏方面没有报告详细的相关信息,偏倚风险为"不清楚";对受试者和研究人员均未实施盲法,偏倚风险均为"高风险";对于结局评价者是否实施盲法无相关信息报道,偏倚风险判断为"不清楚";所有受试者的研究数据无缺失,对于不完整结局数据报告的偏倚风险为"低风险";没有研究方案,选择性报告结果的偏倚风险为"不清楚"。

3. 结果

这项研究报告了病情严重程度 SCORAD 积分和有效率。治疗结束后梅花针联合拔罐疗法组 SCORAD 积分较咪唑斯汀对照组降低了 4.10 分([-6.50,-1.70]),有效率组间比较无明显差异(*RR*1.02[0.95,1.11])。

三、中医综合疗法的无对照研究

纳入了6项无对照研究(C2~C7)。2项研究是病例报道(C2,C3),4项是病例系列报道(C4~C7)。6项研究者中其中4项使用了中药与针灸联合治疗(C2~C5),1项研究采用中药与艾灸、推拿结合治疗(C7),1项研究是中药与自血疗法结合治疗(C6)。

6项无对照研究所使用的处方中,白鲜皮、防风和生地黄是最为常用的中药(C5)。表9-1描述了其他常用草药的使用频率。

表9-1 综合疗法无对照研究使用的中药频率

中药名称	药物学名	使用频数
白鲜皮	*Dictamnus dasycarpus* Turcz.	5
防风	*Saposhnikovia divaricata* (Turcz.) Schischk.	5
生地黄	*Rehmannia glutinosa* Libosch.	5
甘草	*Glycyrrhiza* spp.	4
当归	*Angelica sinensis* (Oliv.) Diels	3
金银花	*Lonicera japonica* Thunb.	3
荆芥	*Schizonepeta tenuifolia* Briq.	3
苦参	*Sophora flavescens* Ait.	3
苍术	*Atractylodes* spp.	2
蝉蜕	*Cryptotympana pustulata* Fabricius	2
地肤子	*Kochiascoparia* (L.) Schrad.	2
滑石	Hydrated magnesium silicate	2
黄芩	*Scutellaria baicalensis* Georgi	2
龙胆草	*Gentiana scabra* Bge.	2
牡丹皮	*Paeonia suffruticosa* Andr.	2
木通	*Akebia* spp.	2
牛蒡子	*Arctium lappa* L.	2
石膏	Hydrated calcium sulphate	2

续表

中药名称	药物学名	使用频数
通草	*Tetrapanax papyrifer*（Hook.）K.Koch	2
首乌藤	*Polygonum multiflorum* Thunb.	2
知母	*Anemarrhena asphodeloides* Bge.	2

使用针灸干预的 5 项研究中的有 3 项描述了针灸穴位,其中 1 项研究是用中药白鲜皮、防风、蛇床子、蝉衣、地肤子(C7)制成药饼,贴于患处,燃艾条隔药饼熏灸;另外 2 项研究均使用了足三里、合谷和曲池穴。

四、中医综合疗法治疗特应性皮炎的安全性

有 5 项研究报告了不良事件(C3~C7),其中 4 项研究报告没有发生任何不良事件(C3~C6),另外 1 项研究(C7)中 3 例患者因中药敷贴时间过长,导致皮肤干燥,停药饮水之后立即好转,未影响治疗。

五、总结

(一)常用中医综合疗法的临床证据汇总

第二章提到了临床教科书和指南推荐的中医药疗法,但没有推荐哪些中医疗法应联合使用来治疗特应性皮炎。第二章中推荐的几种干预措施中,梅花针叩刺联合拔罐疗法的 RCT 研究显示其可以降低特应性皮炎病情严重程度 SCORAD 积分。

(二)中医综合疗法临床研究证据总结

尽管在临床实践中常采用不同干预措施的综合疗法来治疗特应性皮炎,但符合纳入标准且评价这种综合疗法的研究较少。1 项随机对照研究显示,梅花针结合拔罐疗法可以改善特应性皮炎病情的严重程度(SCORAD)。各种中医综合疗法治疗特应性皮炎的有效性和安全性仍需要更多的临床研究来提供证据。

值得注意的是 6 项无对照研究中的 4 项研究评价了中医和针灸的联合

疗法,这种综合疗法在临床实践中是常用的方法。文献检索中没有检索到这种疗法的随机对照试验,这种中药联合针灸治疗特应性皮炎的疗法对于改善临床结局方面潜在的益处需要进一步研究。

参 考 文 献

1. STALDER J F, TAIEB A, ATHERTON D J. Severity scoring of atopic dermatitis: the SCORAD index. Consensus Report of the European Task Force on Atopic Dermatitis [J]. Dermatology, 1993, 186 (1): 23-31.

2. 国家中医药管理局 . 中医病证诊断疗效标准 [S]. 南京 : 南京大学出版社 , 1994.

第十章 中医治疗特应性皮炎的整体证据总结

导语:已经有越来越多的中医药疗法应用于特应性皮炎的治疗,且相关的临床研究也逐年上升。中医药疗法在稳定病情和减少或延缓复发方面具有一定优势。临床证据提示口服中药和外用中药治疗很有前景,但针刺和其他中医疗法证据不足。本章对中医药治疗特应性皮炎的"整体证据"进行分析和总结,为临床实践提供参考。

特应性皮炎是一种常见的皮肤疾病,可发生于婴儿、儿童、青少年和成人,主要的临床表现是皮疹和瘙痒,病程特点是加重期和缓解期交替发生。基础治疗包括患者健康教育、基础的皮肤护理和避免刺激物和过敏原;局部糖皮质激素和钙调神经磷酸酶抑制剂可用于治疗轻度至中度特应性皮炎,同时系统性全身免疫调节治疗和系统性糖皮质激素短期治疗可选择性用于重度特应性皮炎患者。特应性皮炎治疗中的一个难点是复发问题,病情的反复发作严重影响着患者的生活质量,也给家庭带来了沉重的经济负担。中药治疗特应性皮炎在减轻疾病严重程度,以及减少或延缓复发方面具有一定优势。

目前中医临床实践指南和教科书推荐了多种中医疗法,包括口服和外用中药、针刺、电针、艾灸、耳针、梅花针、穴位注射疗法和推拿疗法。中医古籍文献中多采用外用中药治疗特应性皮炎;研究发现口服中药的临床研究较外用中药的临床研究多;与中药相比,针灸及中医其他疗法治疗特应性皮炎的临床研究较少。本章结合中医古代文献、现有的中医指南、教科书和现代临床研究等形成整体证据,为临床实践提供参考。

一、中医辨证分型

辨证论治是中医认识疾病和治疗疾病的基本原则。在第二章中,基于教科书和临床实践指南将特应性皮炎辨证分为5个中医证型并列出了相应的方药。其中涉及的病因病机包括脾虚、风、湿、热、血虚、心火,以上要点在第三章的中医古籍中均有描述,尤其是胎毒遗热、风邪、脾虚、心火在判断为很可能是特应性皮炎的条文中均可找到。特应性皮炎在古籍中的相关概念与现代教科书中所描述的大致相同。

三分之一以上的中药治疗特应性皮炎的临床研究(66项研究,39.8%)将中医证型作为纳入标准,或者采用了辨证分型进行治疗,其中最常见的中医证型包括血虚风燥证(18项)、湿热证(16项)、脾虚湿蕴证(8项)、脾虚血燥证(7项)、脾虚证(6项)和风湿蕴肤证(5项)。其中风湿蕴肤证、脾虚湿蕴证、血虚风燥证与第二章中描述的证型相同,第二章中心脾积热证和脾虚心火证虽然在临床研究中没有描述,但是描述了有关心火的证型,如心肝火旺、心火亢盛。临床研究中的中医证型与第二章所述的证型名称一致,表明目前的临床研究也是基于特应性皮炎的重要中医证型进行评价的。

针灸疗法治疗特应性皮炎的临床研究较少,7项研究中有2项研究涉及中医证型,包括脾虚证、肺肾气虚兼血虚发热,其中肺肾气虚被认为与禀赋不足有关。尽管中医认为肾之先天之精与遗传相关,但在第二章的现代医学文献中没有描述肺肾相关的证型。

在其他中医疗法中,3项临床研究中有2项研究涉及中医证型,包括血虚风燥证、湿热证、脾虚湿蕴证、湿热浸淫证。在中医综合疗法的研究中,2项研究共涉及6个证型,其中与湿有关的证型有4个;与脾虚有关的证型有2个,与血有关的证型包括血燥、血虚、血瘀,其中血瘀证型在第二章中虽没有描述,但是血虚可以导致血瘀。综上,中医其他疗法和中医综合疗法中涉及的中医证型均与第二章中提及的中医证型大致相同。

二、中药疗法的整体证据

本部分内容总结了第二、三、五章的证据。中药是中医治疗特应性皮炎的重要手段,在第二章中基于教科书、专家共识、临床实践指南推荐的治疗方法包括传统方剂、中成药、外用中药乳膏、软膏等,这些治疗方法是基于辨证基础上进行的或者以缓解症状为主进行治疗的。在古籍文献中中药疗法是特应性皮炎最主要的方法(第三章),271 条治疗有关的条文中,其中 268 条条文(98.9%)描述了使用中药进行治疗。中药配方多样化,中药外用疗法较口服使用更为普遍(分别为 167 条条文和 97 条条文)。

在第五章的临床研究中,内服中药的研究有 51 项,外用中药的研究有 38 项,内服联合外用中药的研究有 33 项。许多处方都是研究者自拟方,或者是在经典方剂基础上化裁而成的。同样,在中医古籍中的许多未被命名的方剂也存在类似情况。

内服中药治疗特应性皮炎的研究中单独使用中药和中西医结合的研究数相近,分别是 25 项和 27 项;外用药物研究中单独使用中药和中西医结合的研究数相近,分别是 14 项和 11 项。内服和外用中药的研究中,18 项研究中有 17 项研究单独使用中药,1 项为中西医结合治疗。

Meta 分析表明单独口服中药较常规西药可明显降低 SCORAD 积分,提示口服中药有较好的临床疗效(第五章,表 5-4)。此外,与常规西药比较,口服中药也能降低 6 个月内的复发率,提高有效率。口服中药联合常规西药可以显著降低 SCORAD 积分,改善瘙痒和睡眠障碍的严重程度(VAS 法),也可降低 6 个月内的复发率,提高有效率(第五章,表 5-8)。口服中药与窄带紫外线 B(NB-UVB)联合治疗对临床症状的改善也有明显益处。

Meta 分析结果中,单独外用中药的研究未见明显的益处。外用中药与西药联合应用,可明显降低特应性皮炎严重程度 SCORAD 积分,并减少 6 个月内复发率(第五章,表 5-16)。中药内服联合中药外用可明显减低 SCORAD 积分,减少瘙痒的严重程度(VAS)(第五章,表 5-26)。此外,内服中药联合外用中药能降低长期(6 个月或更长时间)的复发率。这些证据显示了使用中药是

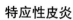

有前景的,但是结果需要根据证据等级来进行解释。

通过咨询中西医皮肤病专家确定了几个重要的临床问题,使用 GRADE 进行了证据强度和质量的评估。对于临床研究中使用的对照药物中,部分药物在既往研究中没有对其做过评估,或者没有报告其在临床上的重要性,未纳入这部分研究。因此,GRADE 最终评价了五个临床问题:口服中药 +TCS vs.TCS、外用中药 vs.TCS、外用中药 +TCS vs.TCS、外用中药 +TCI vs.TCI、内服中药 + 外用中药 vs.TCS。

口服中药联合 TCS 与 TCS 相比,低质量的证据显示两组的有效率之间没有统计学差异。中等质量的证据显示外用中药与 TCS 之间在 SCORAD 积分改善方面疗效相当(第五章,表 5-18),低质量的证据表明外用中药较 TCS 可以显著改善瘙痒的严重程度,但在有效率方面两者之间没有显著性差异。

研究显示外用中药联合 TCS 治疗较单独使用 TCS 可明显降低 SCORAD 积分,降低复发率,但证据质量低(第五章,表 5-19)。因此,尚不能确定这些研究已显示出真正的疗效。与 TCI 相比,外用中药联合 TCI 可显著降低 DLQI 评分,表明其可以对生活质量起到明显的改善作用(第五章,表 5-20)。外用中药联合 TCI 与 TCI 比较,在复发或有效率方面没有显著性差异,且结果的证据质量低。

中药并非无副作用。在口服中药的研究中,不良事件表现为轻微的胃肠道反应;外用中药的不良事件少于常规西药对照组,主要表现在皮肤局部的反应。

中药证据类型总结

第二章中基于临床指南和教科书推荐了中药处方,部分处方在古籍文献中有记载用来治疗特应性皮炎。许多临床研究对这些传统的中药方剂、研究者自拟方进行了评价。本部分内容总结了这些不同类型处方的研究证据。

表 10-1 总结了在第二章中基于临床指南、专家共识和教科书推荐的内服中药方剂以及这些方剂在临床研究中使用的频率,也总结了 2 项及 2 项以上 RCTs 评价的方剂。5 个内服处方中至少有一项临床研究对其做过评价。其中当归饮子和消风散这 2 个方剂均在古籍中有记载,并长期使用,延续至今,

这2个方剂治疗特应性皮炎可能是有益的。这2个方剂均在4项RCTs中进行过评价,但通常与其他口服中药一起使用,或与西药联合应用,或者呈现的数据不允许重新进行分析,因此不能进行Meta分析,而第五章中描述的潜在益处仅是基于单个研究分析得出的结论。

表10-1 常用方药的整体证据总结

方剂	临床指南和教科书推荐(第二章)	古籍引用(第三章)/条文数	临床研究证据#(第五章)			中医综合疗法(第九章)/项
			RCTs/项	CCTs/项	NCSs/项	
消风散加减	是	13	4	0	4	2
当归饮子加减	是	9	4	0	3	0
四物汤	否	3	2	0	1	0
龙胆泻肝汤	否	0	2	0	1	0
除湿胃苓汤	否	0	2	0	0	0
培土清心方	是	0	1	0	4	0
三心导赤饮/散	是	0	0	0	1	0
小儿化湿汤加减	是	0	0	0	1	0

注:# 研究内容包括了内服中药联合外用中药。

除了第二章推荐的方剂外,对另外3个方剂进行了评价,包括除湿胃苓汤、龙胆泻肝汤、四物汤。在古籍文献中也发现了采用四物汤治疗特应性皮炎的记载,四物汤为补血剂,这与第二章及第三章古籍文献中描述的血虚的病机一致。

第二章中基于临床指南、专家共识和教科书推荐的治疗特应性皮炎的中成药中(表10-2),防风通圣丸推荐治疗风湿蕴肤型特应性皮炎,其在清代古籍中有3条引文均有描述,这3条引文均是"很可能是特应性皮炎的条文",但是在第五章和第九章中没有相关临床研究对其进行评价。

此外,复方甘草酸苷片是从中药甘草中提取的,因此不可能在古籍文献中找到。第二章中描述的其他口服中成药制剂很少有临床证据。湿毒清胶囊和小儿七星茶颗粒在古籍文献未见记载,这2种产品在临床研究中也未被评价。

表 10-2　常用中成药整体证据总结

方剂	临床实践指南和教科书推荐（第二章）	古籍引用（第三章）/条文数	临床研究证据#（第五章）			中医综合疗法（第九章）/项
			RCTs/项	CCTs/项	NCSs/项	
防风通圣丸(散)	是	3*	0	0	0	0
启脾丸	是	0	1	0	0	0
润燥止痒胶囊	是	0	0	0	1	0
参苓白术散(丸)	是	0	1	0	0	0
湿毒清胶囊	是	0	0	0	0	0
小儿七星茶颗粒	是	0	0	0	0	0
复方甘草酸苷片	否	0	4	1	1	0

注：*研究内容包括口服中药与外用中药结合。

外用中药可以作为口服中药的重要补充治疗，在第二章中所列的 8 种外用中药制剂中，仅有黄连软膏的临床证据可供参考（表 10-3）。黄连软膏在所有不同类型的证据中均有发现：在第二章中有推荐，在第三章古籍文献中有 5 条引文对其进行了描述，且在第五章中有 2 项临床研究对其进行了评价。黄连软膏成为治疗特应性皮炎的重要选择。

表 10-3　外用中药整体证据总结

方剂	临床实践指南和教科书推荐（第二章）	古籍引用（第三章）/条文数	临床研究证据#（第五章）			中医综合疗法（第九章）/项
			RCTs/项	CCTs/项	NCSs/项	
川百止痒洗剂	是	0	0	0	0	0
复方黄柏液	是	0	0	0	0	0
复方蛇脂软膏	是	0	0	0	0	0
黑豆馏油软膏	是	0	0	0	0	0
黄柏霜	是	0	0	0	0	0
黄连软膏	是	5	1	0	1	0
金黄膏	否	0	2	0	0	0
皮肤康洗液	是	0	0	0	0	0
青鹏乳膏	是	0	0	0	0	0

注：#研究内容包括口服中药与外用中药结合。

对于第二章列举的其余 7 种中药外用制剂,古籍文献中及临床研究中均未见到相关描述或评价,因此,这些药物治疗特应性皮炎的证据是缺乏的。临床医师使用这些药物时需要根据患者的症状和临床表现,综合考虑药物的潜在风险和益处。

第二章中未推荐金黄膏外用,在第五章中由同一研究小组进行的 2 项 RCTs 对其进行了疗效评价,由于研究中使用的对照药物和结局评价指标均不同,因此,无法进行 Meta 分析。

三、针灸及相关疗法的整体证据

本部分内容总结了第二、三、七章的证据。针刺和相关疗法为中医治疗特应性皮炎提供了一些可选择的治疗方法。第二章中列出的针灸疗法主要包括针刺、艾灸、耳针、电针、梅花针、穴位注射 6 种治疗方法。清代古籍中的一条条文描述了使用针刺疗法治疗特应性皮炎(见第三章),这表明在古籍中针灸不是特应性皮炎的首选治疗方法。事实上,在本系列书籍中的其他皮肤病的治疗中也发现了类似的情况。

在第二章中基于临床实践指南、专家共识和教科书推荐的针灸和穴位注射 2 种疗法已在临床研究中进行了评价,其中 1 项 RCT 研究显示针刺在降低病情的严重程度 SCORAD 积分和改善瘙痒的严重程度(VAS 法)与未治疗组比较差异没有显著性;另 1 项 RCT 研究显示穴位注射疗法治疗特应性皮炎的有效率高于常规西药。未使用 GRADE 来进行评估证据质量,因为专家组认为这些干预措施不是非常重要。此外,没有足够的证据来评估这些疗法的安全性。

针灸及相关疗法的证据类型总结

在第二章中,基于临床实践指南、教科书对针刺及穴位注射疗法进行了推荐,同时也有相关的临床研究对其进行了评价(表 10-4),其中针刺联合中药治疗特应性皮炎的研究相对较多,这与临床的实际应用情况相一致。古籍文献中很少提及针灸疗法,仅有一条条文描述了其在特应性皮炎中的应用。

由于穴位注射疗法是近年发展起来的干预措施,因此古籍文献中并未有相关记载。

表 10-4　常用针灸疗法的整体证据总结

干预措施	临床实践指南和教科书推荐(第二章)	古籍引用(第三章)/条文数	临床研究证据(第七章)			中医综合疗法(第九章)/项
			RCTs/项	CCTs/项	NCSs[*]/项	
体针	是	1	1	0	2	4
艾灸	是	0	0	0	0	1
耳针	是	0	0	0	0	0
电针	是	0	0	0	0	0
梅花针	是	0	0	0	0	1
穴位注射	是	0	1	0	0	0

注:[*]一些研究采用联合治疗,如针刺+艾灸。这些疗法在表格中均单独计算。

教科书和临床实践指南中所推荐的其他针灸干预措施并未在临床研究中进行单独评价,也很少与其他中医疗法联合应用。事实上,第二章中推荐使用耳针和电针来治疗特应性皮炎,但在第七章中没有符合纳入标准的文献研究。因此,有必要采用严格的试验设计,并使用特应性皮炎有效的结局评价指标来评价其他针灸疗法的临床疗效。

除针刺和穴位注射疗法外,第七章还提到了另外 3 种针灸疗法,包括穴位按压、经皮电刺激和埋线疗法,这些疗法在 RCT 研究和无对照研究中均有使用。1 项 RCT 研究显示穴位按压可改善瘙痒和苔藓样变,这一疗法值得进一步评价,如果疗效确切,患者掌握了这一疗法后可在家中进行自我按压治疗,为患者提供了一种可选择的且性价比较高的治疗方法。

对不同证据类型的研究中涉及的穴位进行了比较。第二章中基于教科书和指南所推荐的穴位,以及在 2 项或 2 项以上 RCTs 使用过的穴位详见表 10-5。部分穴位在临床研究中也有评价,这些穴位包括曲池穴(6 项研究)、足三里(6 项研究)、血海(4 项研究)、三阴交(2 项研究)、阴陵泉(2 项研究)、大椎(2 项研究)。临床可结合辨证分型选取这些穴位来治疗特应性皮炎。

表 10-5　常用穴位的整体证据总结

穴位	临床实践指南和教科书推荐（第二章）	古籍引用（第三章）/条文数	临床研究证据（第七章）			中医综合疗法（第九章）/项
			RCTs/项	CCTs/项	NCSs[*]/项	
曲池（LI11）	是	0	2	0	2	2
委中（BL40）	是	0	0	0	0	0
血海（SP10）	是	0	2	0	0	1
足三里（ST36）	是	0	2	0	2	2
三阴交（SP6）	是	0	0	0	1	1
阴陵泉（SP9）	是	0	0	0	1	1
大椎（GV14）	是	0	0	0	1	1
肺俞（BL13）	是	0	0	0	0	0
肺（CO_{14}）	是	0	0	0	0	0
肾上腺（TG_{2p}）	是	0	0	0	0	0
内分泌（CO_{18}）	是	0	0	0	0	0
脾（CO_{13}）	是	0	0	0	0	0
神门（TF_4）	是	0	0	0	0	0

注：[*]一些研究使用了联合疗法，如针刺＋艾灸，这些疗法在表格中均单独计算。

四、其他中医疗法的整体证据

这部分内容汇总了第二、三、八章的证据。与中药和针灸疗法相比，其他中医疗法在特应性皮炎的研究中更少。第二章中基于临床实践指南和教科书推荐了推拿疗法，但在古籍条文中并未提及推拿疗法，也未见相关临床研究对其进行评价。有 1 项研究采用推拿联合中药和艾灸疗法治疗特应性皮炎，但该项研究为无对照研究，故无法评价其疗效。

其他中医疗法证据类型总结

虽然第二章中的现代文献认为推拿是一种重要的治疗手段，但在第八章中没有足够的证据来支持（表 10-6）。第二章临床指南和教科书推荐的治疗方法中未提及刺络拔罐疗法,但该疗法确实有在临床应用。清代的 2 条古籍条文中描述了刺破皮肤放血的过程,2 项 RCT 研究也对这一疗法进行了评价。由于这 2 项研究都将刺络拔罐疗法与常规西药对比,因此可进行 Meta 分析,结果显示刺络拔罐疗法与西药疗法在减轻 EASI 评分及改善瘙痒严重程度方面差异没有显著性。对特应性皮炎患者开展此类治疗时,应当由中医临床医师进行综合判断。

表 10-6　其他中医疗法整体证据总结

干预措施	临床实践指南和教科书推荐（第二章）	古籍引用（第三章）/条文数	临床研究证据（第八章）			中医综合疗法（第九章）/项
			RCTs/项	CCTs/项	NSCs/项	
推拿	是	0	0	0	0	1
刺络拔罐	否	2	2	0	0	0

五、证据的局限性

第二章中有关特应性皮炎的辨证分型和治疗是基于临床实践指南、专家共识和教科书推荐的,且具有较高的权威性。尽管如此,在其他教科书中仍然可能存在不同的中医证型和治疗方法。因此,第二章中推荐的内容不应视为特应性皮炎仅有的中医证型和治疗方法。

第三章内容中所使用的检索工具《中华医典》是对中医古籍进行全面系统整理而制成的大型电子丛书,它的数字化格式便于搜索。古籍文献的检索有 3 方面的限制因素:①检索的条件。检索词是根据皮肤科教科书并咨询临床专家进行选择的,但也有可能还存在其他与特应性皮炎的相关术语。②《中华医典》所包含的书目并没有包括从先唐到现代的所有书籍,不同的古籍文献可能对特应性皮炎的病因病机和治疗方法有不同的观点。③采用了既往研究的纳入标准来判断可能是特应性皮炎的相关条文。其中一些条文也可能是特应性皮炎的相关条文,但由于条文中的信息量不足,参照纳入标准来判断,结果有可能存在无法判断其可能是特应性皮炎条文的情况。

纳入的临床研究选择的对照措施包括未治疗、安慰剂或临床指南中推荐的药物。但是不同的临床实践指南是存在差异的,而且在各临床研究中使用的对照治疗不一定能够反映某一特定地域的临床实践情况。

临床研究文献中与患者人口统计学相关的信息会被提取,包括受试者的详细信息,如年龄和疾病严重程度等,对这些数据进行亚组分析可以为特定亚群患者提供更为直接的证据,但由于纳入的许多研究缺乏细节,相关分析无法进行。中医辨证分型方面也存在这方面问题,超过三分之一的临床研究描述了证型,但只有1篇文献根据所列的3种证型报告了各种证型的研究结果。在纳入的研究中,没有足够的证据支持哪一种疗法最适合哪一个特定的证型。

许多研究报告缺乏细节,RCT研究中的一些重要的偏倚风险评估不明确,如分配隐藏(如何向患者和研究人员隐藏分组)和选择性结果报告偏倚(研究结果是否与公开发表的方案或临床试验注册时有差异)。缺少研究细节在一定程度上影响了研究结果的可靠性。

许多研究将中医干预措施与抗组胺药物进行了比较。在临床实践指南中,一部分指南推荐抗组胺药物为辅助用药,其他指南则将其作为一线治疗药物。抗组胺药物可能对缓解瘙痒有效,但对降低皮损的评分则没有显示出作用。有Meta分析对中医疗法与西医学疗法进行了比较,对照药物的使用包括抗组胺药,外用糖皮质激素,以及其他指南推荐的治疗方法。但由于研究的数目较少,无法根据对照疗法的类型进行亚组分析。因此,中医疗法相对特定药物治疗的益处尚不明确。

许多用来评价特应性皮炎的结局指标是公认的,如SCORAD、EASI、生活质量等,而有效率是一种疾病严重程度变化的整体评估方法,是中国临床研究中常使用的结局指标。《中药新药临床研究指导原则(试行)》(2002)和《中医病证诊断疗效标准》(1994)分别提供了两个不同的有效率标准,但在文献中存在多种不同于以上标准的评价标准,这对于进行Meta分析带来了挑战,在研究过程中选择了以上两个高度权威的标准以减少研究中使用不同标准所带来的潜在异质性。这意味着有许多研究的有效率结果未被纳入分析。未被纳入的这部分研究可能会、也可能不会改变分析的结果。此外,由于对临床研究结果进行了汇总分析,Meta分析纳入的临床研究的特征很可能是不同的,

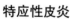

我们对临床研究的异质性有预期,采用了随机效应模型进行统计分析,对疗效的评估更加保守。

对疾病的长期控制是特应性皮炎的疗效评价的重要指标之一,临床研究中报道复发率的研究并不少见,但评估复发的方法却存在很大的差异,最终导致无法进行 Meta 分析。例如,部分研究评估了所有受试者的复发率,而另一些研究则仅评估治疗结束时取得疗效患者的复发率。对复发这一结局指标缺乏衡量标准的情况下,评价中医疗法对患者病情长期控制的影响存在一定困难。

六、临床指导意义

第二章基于特应性皮炎临床实践指南和教科书推荐的中医证型和相应的治疗中,中医证型与古籍文献和临床研究中的中医证型大致相符合。治疗方面,第三章中古籍文献提供的部分中医疗法目前已不再使用,不应作为临床治疗的推荐措施。

RCT 研究结果为评价中医的疗效提供了很好的证据。一些研究结果已显示出内服中药、外用中药或者内服联合外用中药均是有前景的疗法,单独应用中草药或与西医实践指南推荐的疗法联合应用时均有较好疗效。许多RCT 研究使用了中药自拟方,这些自拟方大多是在传统处方基础上进行加减而成的,并将中医辨证分型作为纳入标准,这非常符合临床实践的真实性,并为研究证据向临床实践转化提供了条件,然而这些疗法暂时缺乏或没有足够的证据,临床医师可根据自身的临床经验判断是否使用。

Meta 分析纳入的研究中所使用的一些中药对于特应性皮炎的治疗有重要作用,这些药物包括内服的甘草、白术、薏苡仁、白鲜皮、茯苓,以及外用的黄柏等药物,临床医师可在辨证论治前提下,合理选用含有这些中药成分的复方,或者使用这些中药进行加减治疗。

针灸和其他中医疗法治疗特应性皮炎的证据有限。在 7 项针灸治疗特应性皮炎的临床研究中有 4 项研究均使用了曲池穴和足三里穴,这 2 个穴位在临床实践指南中也有推荐,其中曲池具有清热凉血、祛风除湿、止痒之功;足三里具有健脾祛湿、益气、滋阴养血、泻火之功,临床可在辨证论治指导下,选择以上 2 个穴位。在其他中医疗法中,2 项关于刺络拔罐的研究中使用了曲池穴和膈俞穴,其中临床实践指南中推荐膈俞穴用于治疗血虚风燥型患者,临床医师在辨证情况下可考虑选择使用这个穴位。

在所有临床证据相关章节中,中医药治疗特应性皮炎的 GRADE 评价对临床最具指导作用,但中医疗法与一线治疗药物如外用糖皮质激素(TCS)和钙调神经磷酸酶抑制剂(TCI)相比较临床研究数目很少,而且整体的证据质量偏低,因此,不能确定这些结果是否反映了真实的疗效。

长期局部使用糖皮质激素治疗特应性皮炎不可避免地会产生副作用,因此许多患者寻求补充和替代医学治疗,认为这些疗法是安全的。口服中药的相关研究中有报道出现过轻微的不良事件,且倾向于胃肠道反应;局部使用中药的不良反应报道较西药少见,且这些不良反应主要表现在皮肤方面。综上,中医药治疗特应性皮炎并非没有副作用,在为患者选择治疗方案时应考虑到这一点。针刺疗法和其他中医疗法很少有不良事件的报道,但仍然没有足够的证据证明其安全性,因此在临床实践中应告知患者治疗的潜在风险,并共同选择最适合患者个体的治疗方案。

纳入的文献研究证据显示中医药治疗特应性皮炎的不良事件发生率较低,安全性较好。

七、研究指导意义

循证医学的日益发展需要高质量的研究为临床决策提供依据,当前中医药治疗特应性皮炎的临床研究数目日益增多,但在研究数量增加的同时,研究质量普遍偏低。因此,今后的临床试验设计应更加严格,使用有效的结局评价指标,公开发表试验方案,并在临床试验登记中心进行注册登记以确保研究报告的透明度。此外,中药与常规西药或光疗对比的研究中,盲法的实施仍然是个问题,在第五章中的一些研究中对受试者使用安慰剂中药来保证盲法,从而降低偏倚风险,值得借鉴。纳入的研究中很少有研究遵循 CONSORT 声明及其扩展版的要求来报道中药、针刺、艾灸等相关研究细节;遵照这些标准来报告临床试验可增加临床研究的透明度,使研究具备可重复性。

特应性皮炎有许多公认的结局指标,HOME 共识推荐的核心结局指标包括体征、症状、生活质量和对疾病的长期控制。应用 EASI 评价临床医生报告的体征,以及使用 POEM 评价患者症状已成为共识,这些指标虽然已存在多年,但在纳入的研究中并不常使用。建议在今后的临床试验设计中使用 EASI 和 POEM,以减少结局指标的变异性,便于收集并且进一步合并数据进行疗效分析。对于评价生活质量和疾病长期控制的评价工具仍在进一步研究中。目前在缺少评价特应性皮炎生活质量的核心工具情况下,皮肤病生活质量指数(包括成人版、儿童版、婴儿版)仍然是目前使用的主流工具。在所纳入的文献中有几项研究对于成人和儿童分别采用了成人版和儿童版生活质量量表进行评价,但在结果中将儿童和成人的生活质量合并后进行统计分析,这种方法受到一些专家的质疑,因为不同版本的生活质量量表是针对不同年龄组患者设计的,不同的年龄组患者具有不同的特征。因此,建议使用这一量表时应将不同版本的生活质量结果分开报道。对疾病的长期控制仍是临床医师和患者重点关注的问题,对复发这一指标的评估达成共识后将会给研究者提供更为清晰的研究方法,减少研究结果的变异,也有助于进一步合并所收集的研究数据进行疗效分析。

在 Meta 分析结果为阳性的研究中,纳入的研究中共同使用的中药为临床药物的开发提供了一定的依据,实验室研究显示一些药物具有抗炎和免疫调节作用。在应用这些药物进行临床研究时,需要保证中药材的质量,对于中药复方制剂需鉴定所含的有效成分,并描述其鉴定过程,且尽可能报告其活性成分的含量。

第二章中基于临床实践指南、专家共识和教科书所推荐的几种治疗方法缺少疗效证据,例如艾灸、耳针、电针、梅花针、推拿,文献中均无相关临床研究对其进行评价;此外,几种中药复方制剂如小儿七星茶颗粒、湿毒清胶囊等也未检索到高质量的临床研究。因此,非常有必要开展临床研究对以上这些干预措施进行评价,从而为临床医师使用这些药物提供证据。

参 考 文 献

1. KATAYAMA I, KOHNO Y, AKIYAMA K, et al. Japanese Guideline for Atopic Dermatitis

2014 [J]. Allergol Int, 2014, 63 (3): 377-398.

2. WOLLENBERG A, ORANJE A, DELEURAN M, et al. ETFAD/EADV eczema task force 2015 position paper on diagnosis and treatment of atopic dermatitis in adult and paediatric patients [J]. J Eur Acad Dermatol Venereol, 2016, 30 (5): 729-747.

3. EICHENFIELD L F, TOM W L, BERGER T G, et al. Guidelines of care for the management of atopic dermatitis: section 2. Management and treatment of atopic dermatitis with topical therapies [J]. J Am Acad Dermatol, 2014, 71 (1): 116-132.

4. SIDBURY R, DAVIS D M, COHEN D E, et al. Guidelines of care for the management of atopic dermatitis: section 3. Management and treatment with phototherapy and systemic agents [J]. J Am Acad Dermatol, 2014, 71 (2): 327-349.

5. KATAYAMA I, AIHARA M, OHYA Y, et al. Japanese guidelines for atopic dermatitis 2017 [J]. Allergol Int, 2017, 66 (2): 230-247.

6. STALDER J F, TAIEB A, ATHERTON D J. Severity scoring of atopic dermatitis: the SCORAD index. Consensus Report of the European Task Force on Atopic Dermatitis [J]. Dermatology, 1993, 186 (1): 23-31.

7. BENSKY D, CLAVEY S, STOGER E. Chinese herbal medicine: materia medica [M]. 3rd ed. Seattle: Eastland Press, Inc, 2004.

8. Coyle M, Liang H, Wang K, et al. Evidence-based Clinical Chinese Medicine Volume 6: Herpes zoster and post-herpetic neuralgia [M]. New Jersey: World Scientific Publishing Co. Pte. Ltd, 2018.

9. Coyle M, Yu J, Di Y, et al. Evidence-based Clinical Chinese Medicine Volume 3: chronic urticaria [M]. New Jersey: World Scientific Publishing Co. Pte. Ltd, 2017.

10. TOFTE S, GRAEBER M, CHERILL R, et al. Eczema area and severity index (EASI): a new tool to evaluate atopic dermatitis [J]. J Eur Acad Dermatol Venereol, 1998, 11: S197.

11. MAY B, LU Y, LU C, et al. Systematic assessment of the representativeness of published collections of the traditional literature on Chinese medicine [J]. J Altern Complement Med, 2013, 19 (5): 403-409.

12. 黄楚君, 蔡坚雄, 刘炽, 等. 特应性皮炎古籍文献的内容评析 [J]. 时珍国医国药, 2011, 22 (6): 1492-1494.

13. SAEKI H, NAKAHARA T, TANAKA A, et al. Clinical Practice Guidelines for the Management of Atopic Dermatitis 2016 [J]. J Dermatol, 2016, 43 (10): 1117-1145.

14. SCHNEIDER L, TILLES S, LIO P, et al. Atopic dermatitis: a practice parameter update 2012 [J]. J Allergy Clin Immunol, 2013, 131 (2): 295-299.

15. DEADMAN P, AL-KHAFAJI M, BAKER K. A manual of acupuncture [M]. East Sussex, England: Journal of Chinese Medicine Publications, 2000.

16. CHAN T Y, CRITCHLEY J A. Usage and adverse effects of Chinese herbal medicines [J]. Hum Exp Toxicol, 1996, 15 (1): 5-12.

17. GEORGE J, IOANNIDES-DEMONS L L, SANTAMARIA N M, et al. Use of complementary and alternative medicines by patients with chronic obstructive pulmonary disease [J]. Med J Aust, 2004, 181 (5): 248-251.

18. SCHULZ K F, ALTMAN D G, MOHER D. CONSORT 2010 statement: updated guidelines for reporting parallel group randomised trials [J]. PLoS Med, 2010, 7 (3): e1000251.

19. GAGNIER J J, BOON H, ROCHON P, et al. Reporting randomized, controlled trials of herbal interventions: an elaborated CONSORT statement [J]. Ann Intern Med, 2006, 144 (5): 364-367.

20. MACPHERSON H, ALTMAN D G, HAMMERSCHLAG R, et al. Revised Standards for Reporting Interventions in Clinical Trials of Acupuncture (STRICTA): extending the CONSORT statement [J]. J Evid Based Med, 2010, 3 (3): 140-155.

21. CHENG C W, FU S F, ZHOU Q H, et al. Extending the CONSORT statement to moxibustion [J]. J Integr Med, 2013, 11 (1): 54-63.

22. CHALMERS J R, SIMPSON E, APFELBACHER C J, et al. Report from the fourth international consensus meeting to harmonize core outcome measures for atopic eczema/dermatitis clinical trials (HOME initiative)[J]. Br J Dermatol, 2016, 175 (1): 69-79.

23. CHARMAN C R, VENN A J, WILLIAMS H C. The patient-oriented eczema measure: development and initial validation of a new tool for measuring atopic eczema severity from the patients' perspective [J]. Arch Dermatol, 2004, 140 (12): 1513-1519.

24. FINLAY A, KHAN G. Dermatology Life Quality Index (DLQI): a simple practical measure for routine clinical use [J]. Clin Exp Dermatol, 1994, 19 (3): 210-216.

25. FINLAY A Y, BASRA M K A. DLQI and CDLQI scores should not be combined [J]. The British Journal of Dermatology, 2012, 167 (2): 453-454.

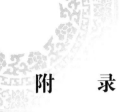

附　录

附录1　纳入研究的文献

编号	参考文献
H1	陈保疆,张玉环.健脾利湿汤治疗异位性皮炎的疗效观察与相关实验研究[J].吉林中医药,2011,31(4):335-336.
H2	陈海兵.复方甘草酸苷片联合氯雷他定分散片治疗特应性皮炎的临床治疗效果观察[J].中国医疗美容,2014,5:108.
H3	陈佳.双黄汤治疗小儿特应性皮炎临床观察[D].成都:成都中医药大学,2011.
H4	董心亚,周健.健脾化湿汤联合丁酸氢化可的松乳膏治疗特应性皮炎的效果[J].广东医学,2015,36(22):3540-3542.
H5	傅佩骏.消风散治疗特应性皮炎的疗效观察[J].中成药,2013,35(12):2762-2763.
H6	胡永顺,张宝霞,郭玉平.中西医结合治疗特应性皮炎的随机对照研究[J].中医临床研究,2013,5(3):10-12.
H7	黄咏菁,陈达灿,莫秀梅.健脾渗湿冲剂治疗儿童异位性皮炎脾虚证的临床观察[J].陕西中医,2004,25(5):396-398.
H8	金培志,叶秋华,沈明.健脾止痒颗粒治疗特应性皮炎32例疗效观察[J].河南中医,2007,27(12):61-62.
H9	瞿平元,蔡正良,李亚琴,等.清热祛风汤治疗特应性皮炎30例临床疗效观察[J].甘肃医药,2010,29(6):646-648.
H10	李勇,廖梦怡,李东海,等.健脾养阴法治疗特应性皮炎临床研究[J].新中医,2011,43(2):92-93.
H11	林海桂,健脾利湿汤治疗儿童异位性皮炎136例[J].浙江中医杂志,2006,41(7):392.

续表

编号	参考文献
H12	刘源,叶秋华,陈加媛,等.中西医结合治疗儿童特应性皮炎临床研究[J].南京中医药大学学报,2007,23(2):93-95.
H13	吕慧青,华红,郑玮清,等.加味滋阴除湿汤治疗小儿特应性皮炎疗效观察及对SCORAD评分与血清总IgE的影响[J].现代中医临床,2016,23(6):36-38.
H14	罗凤娇.消风散加减治疗异位性皮炎之疗效评估[D].南京:南京中医药大学,2010.
H15	麻林玖,梁红梅.加味启脾丸颗粒治疗儿童特应性皮炎疗效观察[J].中国皮肤性病学杂志,2006,20(11):698.
H16	毛群先,蓝善辉,余土根.辨证论治联合综合护理治疗特应性皮炎的临床观察[J].护理研究,2008,14:1276-1277.
H17	倪文琼,定巍,于江东,等.三组药物治疗异位性皮炎前后血清IL-4和总IgE的临床研究[J].河南诊断与治疗杂志,2000,14(3):174-175.
H18	欧柏生,刘卫兵,王建民.四弯风汤联合西药治疗特应性皮炎34例[J].中国民间疗法,2006,14(1):8-9.
H19	彭勇,李斌,李锋,等.健脾祛风方治疗特应性皮炎95例临床观察[J].上海中医药大学学报,2013,27(3):45-47.
H20	饶美荣.清心培土法治疗特应性皮炎的临床研究[D].南京:南京中医药大学,2010.
H21	佘虹丽.消风散对特应性皮炎患者的临床疗效及尘螨变应原的影响[D].南宁:广西中医药大学,2011.
H22	石婧,刁友涛,李晓伟.复方中药治疗特应性皮炎疗效及对免疫功能调节作用研究[J].中国中西医结合皮肤性病学杂志,2012,11(3):143-145.
H23	史永俭,张春敏,马冬梅,等.中西医结合治疗特应性皮炎的临床观察[J].中国中西医结合杂志,2008,28(8):686-688.
H24	宋飞妮.健脾养血汤治疗特应性皮炎临床观察[J].深圳中西医结合杂志,2015,25(22):51-52.
H25	孙晓冬.健脾渗湿颗粒治疗特应性皮炎的疗效评价及其对复发的影响[D].广州:广州中医药大学,2006.
H26	孙岩,余展国.苦参片口服联合窄谱中波紫外线照射对特应性皮炎患者外周血嗜酸细胞影响的探讨[J].贵阳中医学院学报,2011,33(4):75-77.
H27	王金玲.自拟地芍玄乌汤治疗异位性皮炎45例[J].基层医学论坛,2016,20(30):4260-4261.

续表

编号	参考文献
H28	王榴慧,周莲宝.清热利湿合剂治疗儿童过敏性湿疹 648 例临床观察[J].上海中医药大学学报,2002,16(1):26-27.
H29	巫毅,李晓天,杨凌伟,等.复方甘草酸苷联合左西替利嗪治疗儿童特应性皮炎疗效观察[J].中国麻风皮肤病杂志,2008,24(8):660-661.
H30	吴蓓玲,曹毅,程立峰,等.皮炎消净饮Ⅱ号联合窄谱中波紫外线对特应性皮炎患者细胞黏附分子及总 IgE 的影响[J].中华中医药杂志,2012,27(5):1317-1320.
H31	吴香香,胡瑞.复方甘草酸苷片联合蓝润、地奈德乳膏治疗特应性皮炎疗效观察及生活质量评价[J].医学信息,2015,28(28):109-110.
H32	吴允波,邱桂荣,许来宾.中医辨证联合开瑞坦治疗特应性皮炎 43 例临床观察[J].江苏中医药,2014,46(6):49-50.
H33	徐岳清,陈新.健脾化湿汤联合丁酸氢化可的松乳膏治疗特应性皮炎的疗效分析[J].大家健康(下旬版),2016,10(27):28-29.
H34	薛素琴,谭金华.生血润肤饮加减治疗儿童特应性皮炎临床观察[J].新中医,2011,43(2):94-95.
H35	杨爱荣,彭关连,余霞萍,等.消异止痒汤加减治疗儿童期特应性皮炎 45 例[J].中国实验方剂学杂志,2013,25(4):309-311.
H36	杨雪松,叶建州,李钦.健脾养血祛风法治疗特应性皮炎临床疗效及对皮肤屏障功能的影响[J].云南中医学院学报,2009,32(3):5-7.
H37	叶挺挺.76 例特应性皮炎中医辨证论治对照疗效观察[J].中国地方病防治杂志,2014,29(2):417.
H38	张池金.滋阴清热法治疗特应性皮炎 30 例临床观察[J].中医药导报,2011,17(8):22-24.
H39	张娟.中医药治疗异位性皮炎临床研究[J].中医学报,2012,27(7):897-898.
H40	张彤.四虫消风散治疗儿童重症特应性皮炎 60 例临床观察[J].中国社区医师,2013,15(7):192.
H41	张葳.加味滋阴除湿汤治疗特应性皮炎的临床观察[D].哈尔滨:黑龙江中医药大学,2014.
H42	郑义辉.复方甘草酸苷片联合氯雷他定分散片治疗特应性皮炎的疗效分析[J].当代医学,2014,20(17):126-127.
H43	周琳.滋阴健脾冲剂治疗特应性皮炎的疗效观察[D].武汉:湖北中医药大学,2012.
H44	周增民.祛风四物汤结合氯雷他定治疗特应性皮炎临床观察[J].中国中医药科技,2016,23(1):93-94.

续表

编号	参考文献
H45	周智敏.中西医结合治疗异位性皮炎41例临床研究[J].湖南中医药导报,2003,9(3):34-35.
H46	朱春友.中西医结合治疗异位性皮炎疗效观察[J].现代医药卫生,2001,17(5):368.
H47	CHENG H M,CHIANG L C,JAN Y M,et al.The efficacy and safety of a Chinese herbal product(Xiao-Feng-San)for the treatment of refractory atopic dermatitis:a randomized,double-blind,placebo-controlled trial[J].Int Arch Allergy Immunol,2011,155(2):141-148.
H48	FUNG A Y,LOOK P C,CHONG L Y,et al.A controlled trial of traditional Chinese herbal medicine in Chinese patients with recalcitrant atopic dermatitis[J].Int J Dermatol,1999,38(5):387-392.
H49	HON K L E,LEUNG T F,NG P C,et al.Efficacy and tolerability of a Chinese herbal medicine concoction for treatment of atopic dermatitis:a randomized,double-blind,placebo-controlled study[J].Br J Dermatol,2007,157(2):357-363.
H50	KOBAYASHI H,ISHII M,TAKEUCHI S,et al.Efficacy and safety of a traditional herbal medicine,Hochu-ekki-to in the long-term management of Kikyo(delicate constitution)patients with atopic dermatitis:a 6-month,multicenter,double-blind,randomized,placebo-controlled study[J].Evid Based Complement Alternat Med,2010,7(3):367-373.
H51	LIU J,MO X,WU D,et al.Efficacy of a Chinese herbal medicine for the treatment of atopic dermatitis:a randomised controlled study[J].Complement Ther Med,2015,23(5):644-651.
H52	鲍丽霞,自拟润肤止痒汤配合西药治疗特应性皮炎37例疗效观察[J].中国中医药科技,2009,6(3):177.
H53	陈海亭,赵晔,巴东霞,等.丹参酮联合氢化可的松乳膏治疗特应性皮炎疗效观察[J].临床皮肤科杂志,2003,32(2):110.
H54	陈艺明,林金宝,黄海松,等.滋阴熄风汤治疗特应性皮炎临床疗效观察[J].临床皮肤科杂志,2006,35(1):55-56.
H55	李雪娇.特异性免疫治疗联合玉屏风颗粒治疗特应性皮炎的疗效观察[J].山东大学学报(医学版),2011,49(7):144-146.
H56	张卫华,徐霞,任敏.复方甘草酸苷联合盐酸非索非那定治疗儿童特应性皮炎疗效观察[J].中国中西医结合皮肤性病学杂志,2011,10(5):312-313.
H57	邹继承.健脾止痒汤治疗特应性皮炎的效果探析[J].中国继续医学教育,2015,7(22):166-167.

编号	参考文献
H58	车武.温清饮治疗异位性皮炎的临床回顾性总结[D].北京:北京中医药大学,2015.
H59	车武.四虫止痒汤治疗成人异位性皮炎62例[J].承德医学院学报,2005,22(1):38-39.
H60	陈妙善.健脾运湿法治疗异位性湿疹45例[J].江苏中医药,2003,24(9):39.
H61	陈伟斌.清热活血祛风法治疗异位性皮炎体会[J].云南中医中药杂志,2007,28(3):23-24.
H62	董子亮,陈木森,菊池,等.奇妙饮治疗遗传过敏性皮炎临床观察[J].中国中医药信息杂志,1997,4(12):36-37.
H63	宫崎纯,杜金行,史载祥.中医药治愈异位性皮炎2例[J].中日友好医院学报,1995,9(4):194.
H64	贯剑,郑湘瑞,何裕民,等.敏康片调整青少年过敏体质的临床研究[J].北京中医药大学学报,2006,29(8):566-568.
H65	黄业坚.清心培土法治疗特应性皮炎的疗效及对患者免疫调节作用的研究[D].广州:广州中医药大学,2010.
H66	蒋靖.润燥止痒胶囊联合荆防冲剂治疗特应性皮炎临床观察[J].中国中西医结合皮肤性病学杂志,2009,8(6):376.
H67	孔兢谊,任润媛,刘晚霞.麻杏石甘汤加味治疗皮肤病验案举隅[J].现代中医药,2014,34(6):23-24.
H68	李晰,李凛,李树元.四妙丸临床应用举隅[J].中国中医药现代远程教育,2008,6(1):50.
H69	廖勇梅,黎昌强,陈德宇,等.培土清心方治疗特应性皮炎的疗效观察及对血清NGF、SP影响的研究[J].辽宁中医杂志,2012,39(12):2344-2346.
H70	林珠.清热利湿法治疗异位性皮炎36例[J].北京中医,1996,(4):34-35.
H71	刘炽.清心培土法对特应性皮炎患者IL-2/TNF-α及其受体的影响和疗效评价[D].广州:广州中医药大学,2009.
H72	刘俊峰.培土清心方对特应性皮炎患者血清n-6 EFAs及行为的影响[D].广州:广州中医药大学,2010.
H73	沈昱颖,沈华军.犀角地黄汤加味治疗特应性皮炎60例[J].山东中医杂志,2009,28(6):399.
H74	石汉振,曾冬玉,陈达灿,等.健脾渗湿法治疗特应性皮炎患者血清总IgE,IgG,IgG4变化及疗效评价[J].中国中西医结合皮肤性病学杂志,2011,10(1):20-22.
H75	万英,赵相雨.辨证论治小儿特应性皮炎[J].光明中医,2016,31(9):1311-1313.

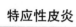

续表

编号	参考文献
H76	王琳.90例异位性皮炎的临床研究[J].中国中西医结合皮肤性病学杂志,2003,2(1):46-47.
H77	王欣.健脾渗湿法治疗特应性皮炎的疗效及对患者免疫功能调节作用的研究[D].广州:广州中医药大学,2006.
H78	王雄,郎娜,付中学.黄尧洲教授从心论治特应性皮炎经验介绍[J].世界中西医结合杂志,2017,12(1):40-42.
H79	魏跃钢,单敏.小儿化湿汤加减治疗小儿异位性皮炎42例[J].南京中医学院学报,1993,9(3):52.
H80	吴蓓玲,杨晓红,曹毅,等.皮炎消净饮Ⅱ号联合窄谱UVB照射治疗血虚风燥型特应性皮炎的临床及免疫组化研究[J].中华中医药学刊,2012,30(3):559-561.
H81	杨晓红,代群,余土根,等.皮炎消净饮Ⅰ号治疗特应性皮炎的临床及实验研究[J].中国麻风皮肤病杂志,2013,29(5):334.
H82	曾少山.异位性皮炎的中医证治研究[D].南京:南京中医药大学,2015.
H83	张晓春.运用中医卫气营血辨证治疗变态反应性皮肤病258例疗效分析[J].湖南中医杂志,2007,23(6):23-25.
H84	张肖琴,陈健民.陈健民教授采用麻杏苡甘汤治疗儿童特应性皮炎临证经验[J].亚太传统医药,2015,11(23):76-77.
H85	张玉环,陈保疆,杨慧文.雷公藤多甙治疗异位性皮炎的临床观察[J].中华现代中西医杂志,2004,2(7):131-132.
H86	郑继达,刘广台.中西医结合治疗异位性皮炎36例[J].广西中医药,1996,19(2):15-16.
H87	周海啸.中医辨证治疗异位性皮炎临床观察[J].中国中医药信息杂志,2000,7(10):52-53.
H88	朱海莉.CDLQI、DFI的译制与考评及对清心培土法治疗特应性皮炎患者的测评[D].广州:广州中医药大学,2009.
H89	朱雨生.青龙肠溶胶囊治疗儿童顽固性皮肤病79例疗效观察[J].蛇志,1996,6(1):54-56.
H90	ATHERTON D,SHEEHAN M,RUSTIN M H,et al.Chinese herbs for eczema [J].Lancet,1990,336(8725):1254.
H91	HON K L,LEUNG T F,WONG Y,et al.A pentaherbs capsule as a treatment option for atopic dermatitis in children:an open-labeled case series [J].Am J Chin Med,2004,32(6):941-950.

续表

编号	参考文献
H92	HON K L, LO W, CHENG W K, et al. Prospective self-controlled trial of the efficacy and tolerability of a herbal syrup for young children with eczema［J］.J Dermatolog Treat, 2012, 23(2):116-121.
H93	KALUS U, PRUSS A, BYSTRON J, et al. Effect of Nigella sativa (black seed) on subjective feeling in patients with allergic diseases［J］.Phytother Res, 2003, 17(10):1209-1214.
H94	陈建宏,范瑞强,陈修漾,等.浅谈自拟金鱼外洗方对儿童异位性湿疹皮损严重程度的影响［J］.求医问药(下半月),2012,10(5):319-320.
H95	陈建宏,何秀玉.金鱼外洗方对不同中医体质小儿异位性皮炎的疗效观察［J］.广州中医药大学学报,2017,34(1):35-39.
H96	陈建宏,潘佩光,范瑞强,等.金鱼外洗方治疗儿童湿热型异位性湿疹临床研究［J］.新中医,2012,44(8):113-115.
H97	陈建宏,萧敏英,杨敏莲.金鱼外洗方外用治疗儿童异位性皮炎患儿疗效观察［J］.按摩与康复医学.2016,7(21):33-35.
H98	龚小俊.三味清热止痒洗剂联合糖皮质激素治疗特应性皮炎疗效观察［J］.医学临床研究,2016,33(9):1712-1715.
H99	关健缨,郑永平,马立坚,等.消炎止痒洗剂治疗异位性皮炎的临床观察［J］.中国中医药现代远程教育,2009,7(7):138-139.
H100	郭樱.复方榴莲皮软膏治疗特应性皮炎的疗效观察［D］.广州:广州中医药大学,2015.
H101	郭游,叶建州.外用润肤止痒散治疗特应性皮炎的临床观察［J］.皮肤病与性病,2011,33(2):100-101.
H102	黄晶,杨玉峰,陈宝清,等.复方榴莲皮软膏对120例特应性皮炎皮肤屏障功能修复的临床研究［J］.黑龙江中医药,2016,45(2):24-25.
H103	黄文晖,王崇敏.中药药浴联合他克莫司治疗儿童中、重度特应性皮炎的疗效及对血清LTB4,LTC4的影响［J］.中华全科医学,2016,14(4):604-606.
H104	刘慧焕,李焕平.中药煎剂联合糖皮质激素软膏治疗特应性皮炎疗效观察［J］.中国冶金工业医学杂志,2007,24(5):579-580.
H105	楼宏亮,方国兴,胡国华.氯雷他定糖浆联合羌月乳膏治疗小儿特应性皮炎65例疗效观察［J］.中医儿科杂志,2015,11(4):42-43.
H106	罗维丹,邬成霖.复方苦参洗液治疗湿疹60例临床观察［J］.中国皮肤性病学杂志,2002,16(2):125-126.

续表

编号	参考文献
H107	毛娟娟,朱明芳,张晓玲.石榴皮软膏治疗特应性皮炎30例临床观察[J].湖南中医杂志,2014,30(4):23-24.
H108	陶以成,郎娜,佘远遥,等.金黄膏治疗特应性皮炎45例[J].西部中医药,2015,28(6):100-101.
H109	陶以成,郎娜,佘远遥,等.金黄膏对特应性皮炎患者血清肠毒素B及相关抗体的影响[J].湖北中医杂志,2014,36(9):6-7.
H110	王海棠,林素财,郑永平,等.肤悦康洗剂对特应性皮炎患者Th17,IL-17的表达影响[J].光明中医,2015,30(9):1904-1905.
H111	晏勇,彭美连,余霞萍,等.湿润烧伤膏治疗轻中度特应性皮炎的疗效观察[J].中国烧伤创疡杂志,2013,(4):309-311.
H112	张怀镱,霍晏,罗静,等.肤舒止痒膏联合地奈德乳膏治疗儿童特应性皮炎的疗效观察[J].转化医学电子杂志,2016,3(5):20-22.
H113	张晓燕,杨丽芸,杨丽君,等.七味解毒活血膏治疗小儿特应性皮炎的疗效分析[J].中国美容医学,2012,21(11):225-226.
H114	张旭,陈红旗.丁香罗勒乳膏治疗异位性皮炎的临床研究[J].中华实用中西医杂志,2004,4(17):3552-3554.
H115	张振榜,刘胜.冰黄肤乐软膏治疗成人特应性皮炎临床疗效观察[J].四川中医,2008,26(10):95.
H116	YEN C Y,HSIEH C L.Therapeutic effect of Tzu-Yun ointment on patients with atopic dermatitis:a preliminary,randomized,controlled,open-label study [J].J Altern Complement Med,2016,22(3):237-243.
H117	SAEEDI M,MORTEZA-SEMNANI K,GHOREISHI M R.The treatment of atopic dermatitis with licorice gel [J].J Dermatolog Treat,2003,14(3):153-157.
H118	杨丽君,张晓燕,李云霞,等.中药浴治疗小儿特应性皮炎110例疗效观察及中西医理论探讨[J].中国美容医学,2012,21(11):215.
H119	张雪平.中药外洗治疗婴儿湿疹[J].内蒙古中医药,2014,17:23.
H120	简丹,陈翔,杜乾君,等.含马齿苋及牛油果树提取物护肤品辅助治疗特应性皮炎临床疗效观察[J].临床皮肤科杂志,2009,38(6):367-369.
H121	HIGAKI S,KITAGAWA T,MOROHASHI M,et al.Efficacy of Shiunko for the treatment of atopic dermatitis [J].J Int Med Res,1999,27(3):143-147.
H122	程维芬,邹学敏.中药熏蒸加保湿润肤霜治疗特应性皮炎的护理[J].中华现代护理学杂志,2008,5(16):1462-1463.

编号	参考文献
H123	关小红,张立曼.润肤止痒洗剂治疗特应性皮炎57例临床观察[J].中国中西医结合皮肤性病学杂志,2006,5(2):113.
H124	宁晓红,冻涛.中西医结合治疗婴儿期特应性皮炎84例[J].皮肤病与性病,2004,26(4):20-21.
H125	石庆荣,曹晓平,才吉甫.他克莫司软膏联合中药汤剂治疗特应性皮炎的临床观察[J].医药前沿,2014(16):325-326.
H126	杨丽君,韩玉涛,张晓燕.中药浴治疗对特应性皮炎患儿的疗效及对外周$CD_4^+CD_{25}^+$调节性T细胞的作用[J].四川医学,2010,31(6):783-784.
H127	杨雪源,徐丽敏,周爱民,等.含马齿苋及牛油果树提取物的医学护肤品辅助治疗特应性皮炎的临床观察[J].临床皮肤科杂志,2010,39(7):460-461.
H128	张建民,张勤,高莹,等.肤乐霜治疗婴幼儿湿疹和特应性皮炎的临床观察[J].中国实验方剂学杂志,2014,20(12):238-240.
H129	孙卫国,张旭,陈桂莲.丹皮酚软膏联合地奈德乳膏治疗儿童特应性皮炎疗效观察[J].中国中西医结合皮肤性病学杂志,2011,10(5):319.
H130	BOMSTEIN Y,ROZENBLAT S.Treatment of atopic dermatitis with KAM-3008, a barrier-based,non-steroidal topical cream[J].J Dermatolog Treat,2015,26(5):426-430.
H131	PARK D,TRAN NP,DUNCAN JM,et al.Complementary use of topical bitter melon for atopic dermatitis(AD):a case report[J].Ann Allergy Asthma Immunol,2010,105(5):A80.
H132	卜静波,李冰玲.四物汤加味配合外洗治疗异位性湿疹42例[J].实用中医内科杂志,2003,17(1):49.
H133	才吉甫,向红芬.运用中药治疗儿童特应性皮炎在焉耆盆地的观察[J].中国伤残医学,2013,21(10):257.
H134	迟慧彦,郎娜,姚春海,等.龙牡汤治疗风湿蕴肤型特应性皮炎临床观察[J].中国中医药信息杂志,2012,19(5):73-74.
H135	杜晓华.中医辨证治疗特应性皮炎疗效观察[J].医学信息,2015,28(23):74.
H136	付宏伟.中药治疗婴儿期异位性皮炎160例[J].中国中医药信息杂志,2000,7(2):66.
H137	胡学涛.龙牡汤治疗特应性皮炎临床研究[J].中医学报,2014,29(11):1674-1675.
H138	郎娜,迟慧彦,佘远遥,等.龙牡汤治疗特应性皮炎的临床疗效评价[J].中国中西医结合皮肤性病学杂志,2011,10(6):356-358.

续表

编号	参考文献
H139	郎娜,姚春海,柏燕军,等.参归煎剂合湿毒膏治疗血虚风燥型特应性皮炎[J].中国中西医结合皮肤性病学杂志,2007,6(1):22-23.
H140	李春莲,秀利,白彩萍.中医辨证治疗婴幼儿特异性皮炎82例疗效观察[J].山西中医学院学报,2013,14(5):54-55.
H141	李忻红,田静.补肾养血煎剂治疗儿童特应性皮炎疗效观察[J].中国中医药信息杂志,2004,11(11):999.
H142	李兴军.中医药治疗特应性皮炎的效果[J].中国卫生标准管理,2015(19):139-140.
H143	刘汉长,中医内外合治特应性皮炎疗效观察[J].世界中西医结合杂志,2006,1(3):166-167.
H144	刘晓玲.龙牡汤内服外用治疗特应性皮炎38例临床观察[J].内蒙古中医药,2014,33(15):16.
H145	马一兵,孙丽蕴,王萍,等.健脾润肤汤联合外用甘草油治疗特应性皮炎脾虚血燥证临床观察[J].北京中医药,2010,29(9):680-681.
H146	肖敏.马齿苋汤合中药外用药治疗异位性皮炎临床疗效观察及血清总IgE水平测定研究[D].成都:成都中医药大学,2008.
H147	赵一丁,黄尧洲,郎娜,等.田凤艳龙牡汤对特应性皮炎患儿SCORAD评分及外周血嗜酸粒细胞计数的影响[J].中国麻风皮肤病杂志,2013,29(1):34-35.
H148	余鸿.龙牡汤治疗特应性皮炎的临床疗效观察[J].中国医药指南,2013,11(26):485-486.
H149	陈文展.黛连油膏治疗异位性皮炎26例[J].福建医药杂志,2003,25(3):224-225.
H150	李斌.蜈蚣方治疗异位性皮炎31例[J].吉林中医药,1994(4):54.
H151	马一兵,孙丽蕴,王萍.健脾润肤汤联合甘草油治疗特应性皮炎36例临床分析[J].中国中西医结合皮肤性病学杂志,2009,8(5):310-311.
H152	王如伟,刘洪浪,李颂华,等.复方苦参颗粒对重度特应性皮炎51例的治疗效果[J].中国中西医结合皮肤性病学杂志,2011,10(4):222-223.
H153	邢华.朱仁康治疗异位性皮炎的经验[J].中华中医药学刊,2007,25(2):229-230.
H154	姚高升.中医药治疗异位性皮炎疗效观察[J].北京中医药大学学报,1998,21(6):59.
H155	尤立平,刘永生,杨顶权,等.44例特应性皮炎中医临床证候分析与辨证治疗[J].中国中西医结合皮肤性病学杂志,2003,2(2):71-73.
H156	曾昭明,潘伟军.中药内服外用治疗异位性皮炎47例[J].新中医,2007,39(3):56-57.

续表

编号	参考文献
H157	赵喆.健脾消导汤治疗儿童特应性皮炎疗效观察及对脾胃功能的影响[J].中国中医药信息杂志,2009,16(7):80-81.
H158	郑思维,赵志国,陈华,等.中药内服外用治疗异位性皮炎的临床观察[J].中外健康文摘,2011,8(5):410-411.
H159	周双印.辨证治疗异位性湿疹31例报告[J].中医杂志,1989(12):36-38.
H160	AL-KHAFAJI M.Atopic eczema and the importance of resolving fire toxin[J].Journal of Chinese Medicine,2009,90:36-46.
H161	LI S,KUCHTA K,TAMARU N,et al.Efficacy of a novel herbal multicomponent traditional Chinese medicine therapy approach in patients with atopic dermatitis[J].Forsch Komplementmed,2013,20(3):189-196.
H162	ZHOU S.Clinical observations on the treatment of 182 cases of acute,subacute and chronic eczema with shizhen san[J].J Tradit Chin Med,1998,18(2):118-121.
H163	王雅冬,张纬,王丹,等.美能治疗特应性皮炎66例疗效观察[J].中国麻风皮肤病杂志,2006,22(10):831-832.
H164	赵巍.中药"喘可治"治疗特应性皮炎的实验与临床研究[D].广州:广州中医药大学,2016.
H165	孙虹.复方苦参注射液治疗皮炎湿疹121例疗效观察[J].山东医药,2010,50(21):90-91.
H166	尤立平,刘永生.复方甘草酸苷治疗特应性皮炎临床疗效观察[J].中华实用中西医杂志,2005(8):1138-1139.
A1	PFAB F,ATHANASIADIS G I,HUSS-MARP J,et al.Effect of acupuncture on allergen-induced basophil activation in patients with atopic eczema:a pilot trial[J].J Altern Complement Med,2011,17(4):309-314.
A2	HOBB J,HOPWOOD V.Acupuncture for the treatment of eczema:a case study[J].J Chin Med,2004(76):48-53.
A3	YU J,KIZHAKKEVEETTIL A.Acupuncture for the management of pediatric atopic,dermatitis:case reports[J].Med Acupunct,2011,23(1):53-56.
A4	LEE KC,KEYES A,HENSLEY JR,et al.Effectiveness of acupressure on pruritus and lichenification associated with atopic dermatitis:a pilot trial[J].Acupunct Med,2012,30(1):8-11.
A5	ALI B,HEGAB D,E L SAADANY H.Use of transcutaneous electrical nerve stimulation for chronic pruritus[J].Dermatol Ther,2015,28(4):210-215.

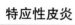

续表

编号	参考文献
A6	陈可.穴位注射治疗异位性皮炎35例[J].上海针灸杂志,2004(6):25.
A7	陈峰,卓锦春,张建波,等.大椎、至阳穴位埋线治疗儿童异位性皮炎25例[J].华南国防医学杂志,2015,29(9):718.
O1	吴静.刺络拔罐治疗特应性皮炎的临床观察[D].长沙:湖南中医药大学,2014
O2	闫玉丹.刺络泻血治疗特应性皮炎的临床研究[D].北京:北京中医药大学,2012
O3	龚磊.拔火罐疗法治疗特应性皮炎25例临床观察[J].基层医学论坛,2016,20(8):1094-1095.
C1	傅祖伟,傅安.刺络拔罐法治疗特应性皮炎临床观察[J].新中医,2012,44(2):79-81.
C2	CHANG J C,GONZALEZ-STUART A.Treatment of atopic dermatitis with acupuncture and Chinese herbal medicine[J].Med Acupunct,2009,21(1):55-58.
C3	KIM MH,YUN YH,KIM KS,et al.Three cases of atopic dermatitis in pregnant women successfully treated with Korean medicine[J].Complement Ther Med,2013,21(5):512-516.
C4	SALAMEH F,PERLA D,SOLOMON M,et al.The effectiveness of combined Chinese herbal medicine and acupuncture in the treatment of atopic dermatitis[J].J Altern Complement Med,2008,14(8):1043-1048.
C5	WISNIEWSKI J,NOWAK-WEGRZYN A,STEENBURGH-THANIK E,et al.Efficacy and safety of traditional Chinese medicine for treatment of atopic dermatitis(AD)[J].J Allergy Clin Immunol,2009(1):S37.
C6	侯新珺.荆防败毒散联合自血平衡免疫疗法在治疗特应性皮炎中的疗效观察[J].中国保健营养,2013,23(3):1414.
C7	王敏东.中医药治疗特应性皮炎105例临床观察[J].实用中医内科杂志,2013,27(11):43-44.

附录 2　本书常用术语

术语	缩略词	定义	参考文献
95%置信区间	95% CI	用于估计统计分析主要结果的不确定性。对未知数进行估计，例如优势比以点估计值及其置信区间的形式比较试验比较干预效应与对照干预效应。这意味着如果来自其他来自同一总体的样本中研究被重复多次，每次重复都计算一个95%置信区间，则95%的这些置信区间将包含了真实效应。除了95%，有时为90%或99%。置信区间越窄越精确	http://handbook.cochrane.org/
穴位按压	-	给穴位施加压力	-
针刺	-	将针刺入人或动物体内，以此为治疗目的或方法	《WHO西太平洋地区传统医学名词术语国际标准》(2007)
联合补充医学数据库	AMED	联合补充医学数据库	https://www.ebscohost.com/academic/AMED-The-Allied-and-Complementary-Medicine-Database
澳大利亚-新西兰临床试验注册中心	ANZCTR	临床试验注册平台	http://www.anzctr.org.au/
儿童皮肤病生活质量指数	CDLQI	衡量儿童皮肤病患者生活质量的一种工具	LEWIS-JONES M S, FINLAY AY. The Children's Dermatology Life Quality Index (CDLQI): initial validation and practical use [J]. Br J Dermatol, 1995, 132 (6): 942-949.

续表

术语	缩略词	定义	参考文献
中国知网	CNKI	中文文献数据库	www.cnki.net
中国生物医学文献数据库	CBM	中国生物医学文献数据库	http://www.sinomed.ac.cn/
中国临床试验注册中心	ChiCTR	临床试验注册平台	http://www.chictr.org
中药	CHM	中药	-
中医	CM	-	-
维普中文期刊服务平台	CQVIP	中文文献数据库	www.cqvip.com
ClinicalTrials.gov	-	美国临床试验注册库	https://clinicaltrials.gov/
Cochrane对照试验中心注册库	CENTRAL	提供大量随机对照试验报告的文献数据库	http://community.cochrane.org/editorial-and-publishing-policy-resource/cochrane-central-register-controlled-trials-central
中医综合疗法	-	两种或多种中医疗法如中药,针灸或其他疗法的联合使用	-
濒危野生动植物种国际贸易公约	CITES	-	https://www.cites.org/eng/disc/text.php
护理与联合卫生文献累计索引	CINAHL	英文文献数据库	https://www.ebscohost.com/nursing/about
拔罐疗法	-	将真空罐吸附于患处或者经穴处的体表,以治疗疾病的方法	《WHO西太平洋地区传统医学名词术语国际标准》(2007)

续表

术语	缩略词	定义	参考文献
湿疹面积及严重度指数	EASI	评价湿疹/特应性皮炎病情严重度的量表	TOFTE S, GRAEBER M, CHERILL R, et al.Eczema area and severity index (EASI): a new tool to evaluate atopic dermatitis [J].J Eur Acad Dermatol Venereol, 1998, 11 :S197.
皮肤病生活质量指数	DLQI	衡量皮肤病患者生活质量的一种工具	FINLAY A, KHAN G.Dermatology Life Quality Index (DLQI): a simple practical measure for routine clinical use [J].Clin Exp Dermatol.1994, 19(3):210-216.
效应量	-	估计研究治疗效果的通用术语	http://handbook.cochrane.org/
有效率	ER	衡量受试者改善程度的数值,通常在临床证据的概述部分列出	-
电针	-	在刺入人体内的针上加电,给予间断的刺激	《WHO 西太平洋地区传统医学名词术语国际标准》(2007)
欧洲临床试验注册中心	EU-CTR	临床试验注册平台	https://www.clinicaltrialsregister.eu
荷兰《医学文摘》	Embase	英文文献数据库	http://www.elsevier.com/solutions/embase
证据推荐分级的评价、制定与评估	GRADE	评价证据质量等级和推荐强度的方法	http://www.gradeworkinggroup.org/
健康相关生活质量	HRQoL	指疾病对患者健康状态和/或生活质量的影响,是医疗常用的一种概念或评价方法	莫比医疗护理和综合健康字典

续表

术语	缩略词	定义	参考文献
异质性	-	①一般用于描述所研究的受试者、干预措施和结局指标差异的多样性或研究间任何种类的变异。②特别用于描述不同研究所评估的干预效应的多样性，也用于表明研究间的差异仅由随机误差所致	http://handbook.cochrane.org/
同质性	-	①一般用于描述所研究的受试者、干预措施和结局指标变异的一致性。②特别用于描述不同研究所评估的干预效应的多样性，也用于表明研究间的差异是由非随机误差所致	http://handbook.cochrane.org/
I^2	-	一种衡量研究异质性的方法，在 Meta 分析中以方差百分比表示	http://handbook.cochrane.org/
中西医结合疗法	-	中医药联合西药或者其他常规疗法治疗疾病	-
均数差	MD	Meta 分析中，在每组均数、标准差和样本量已知的情况下，用来合并连续性数据测量结果的一种方法。根据效果估计的精确度决定赋予每个研究均数结果的权重（例如每一个研究对 Meta 分析的总体结果带来多少影响）。在统计软件 Revman 和 Cochrane 系统评价数据库中，权重等于方差的倒数。此方法假定所有临床试验的结果用的是同样的标尺	http://handbook.cochrane.org/
Meta 分析	-	在一个系统评价中，应用统计学方法对所有相关研究进行整合。有时被误用为系统评价的同义词。系统评价通常包括 Meta 分析	-

续表

术语	缩略词	定义	参考文献
艾灸	-	用点燃的艾绒物熏烤人体的穴位或一定部位，通过调节经络和脏腑功能来治疗疾病的一种方法	《WHO西太平洋地区传统医学名词术语国际标准》(2007)
无对照研究	-	对个体接受干预措施前后的观察，无对照组	http://handbook.cochrane.org/
非随机对照试验	CCT	用非随机的方法将受试者分配到不同干预组的试验研究	http://handbook.cochrane.org/
其他中医疗法	-	其他中医疗法包括除中药和针灸疗法外的所有中医传统疗法，如太极、气功、推拿和拔罐等	-
湿疹严重度自我评价	POEM	患者对湿疹严重程度的自我评价	CHARMAN C R, VENN A J, WILLIAMS H C.The patient-oriented eczema measure：development and initial validation of a new tool for measuring atopic eczema severity from the patients' perspective [J]. Arch Dermatol,2004,140(12):1513-1519.
PubMed	PubMed	英文文献数据库	http://www.ncbi.nlm.nih.gov/pubmed
随机对照试验	RCT	-	-
偏倚风险	-	因为研究的设计和报告存在偏倚，在评价时对临床试验结果的评价高于或低于真实值	http://handbook.cochrane.org/
相对危险度	RR	两组之间的相对危险度。在干预性研究中，它是试验组某事件的发生率与对照组某事件的发生率之比。当 $RR=1$ 时，表示两组之间的发生率相同。当 $RR<1$ 时表示干预措施可以减少某事件的发生率	http://handbook.cochrane.org/

续表

术语	缩略词	定义	参考文献
六区域六体征评分法	SASSAD	也称"六六"评分法,是评价特应性皮炎损皮损严重程度的一种量表	BERTH-JONES J.Six area, six sign atopic dermatitis(SASSAD) severity score:a simple system for monitoring disease activity in atopic dermatitis [J].Br J Dermatol,1996,135 (Suppl 48):25-30.
特应性皮炎积分	SCORAD	评价特应性皮炎病情严重度的量表	STALDER J F, TAIEB A, ATHERTON D J.Severity scoring of atopic dermatitis:the SCORAD index.Consensus Report of the European Task Force on Atopic Dermatitis [J].Dermatology,1993,186 (1):23-31.
标准化均数差	*SMD*	在 Meta 分析中,用来合并连续性数据测量结果的一种方法。测量的是同样的结局指标,但是测量的方法不同(如采用不同的量表)。研究结果被标准化为一个统一的尺度并且允许将数据合并	http://handbook.cochrane.org/
结果总结	SoF	呈现 GRADE 证据质量评价结果的方式	http://www.gradeworkinggroup.org/
三项严重程度评分	TIS	临床实践中评估特应性皮炎病情严重程度的一种方法	WOLKERSTORFER A, DE WAARD VAN DERR SPEK F B, GLAZENBURG E J, et al.Scoring the severity of atopic dermatitis:three item severity score as a rough system for daily practice and as a pre-screening tool for studies [J].Acta Derm Venereol,1999,79 (5):356-359.
经皮神经电刺激	TENS	用经皮的电流通过导电垫刺激穴位	-

续表

术语	缩略词	定义	参考文献
推拿	-	擦、揉捏或打软组织和利用手揉捏身体关节部位。通常是一对一地进行，可缓解解紧张和减轻疼痛	《WHO 西太平洋地区传统医学名词术语国际标准》(2007)
万方数据库	Wanfang	中文文献数据库	www.wanfangdata.com
世界卫生组织	WHO	是提联合国下属的一个专门机构，指导和协调国际卫生工作。它负责领导全球卫生事务，拟定健康研究议程，制定规范和标准，阐明以证据为基础的政策方案，向各国提供技术支持，以及监测和评估卫生趋势	https://www.who.int/about/en/
《中华医典》	ZHYD	《中华医典》（中医百科全书）是一套光盘版大型中医电子丛书，包含了大量的中医古籍，由湖南电子音像出版社发行。它是迄今为止最大的中医电子图书集，包括中国历代主要中医著作，其中不乏罕见抄本和孤本。这些书籍涵盖了中华人民共和国成立前的历代主要中医著作 (1911—1948)	裘沛然．中华医典 [M].5 版．长沙：湖南电子音像出版社，2000.